Guida per le Nuove Diagnosi di Tumore Cerebrale

Undicesima edizione

Musella Foundation
for Brain Tumor Research & Information, Inc.

Questo libro è sponsorizzato in parte dalle generose donazioni da parte di Genentech, Novocure e AbbVie.

Traduzione Italiana a cura di Roberto Pugliese di
www.glioblastomamultiforme.it e www.glioblastoma.it

Fondazione Musella

La Fondazione Musella per la ricerca e l'informazione sui tumori celebrali è una fondazione non profit degli Stati Uniti d'America che si occupa di accelerare la ricerca della cura dei tumori cerebrali e aiutare le famiglie ad affrontare una diagnosi di tumore al cervello. La fondazione crea e distribuisce materiali educativi, fornisce aiuto per consentire ai pazienti di accedere alle sperimentazioni cliniche, fornisce supporto emotivo e finanziario ai pazienti con tumore al cervello, promuove la consapevolezza e la presa di coscienza sui problemi del tumore al cervello e fornisce finanziamenti per la ricerca in questo settore. La Fondazione Musella mantiene il sito Web virtualtrials.com che fornisce informazioni e l'elenco dei trattamenti per i tumori cerebrali, il sito Web per l'assistenza e il co-finanziamento braintumorcopays.org e il sito web per la raccolta di fondi walktoendbraintumors.org.

Il Dr. Henry Friedman e il Dr. Linda Liau hanno rivisto e approvato i contenuti di questa guida

Henry S. Friedman, MD, è vicedirettore del Preston Robert Tisch Brain Tumor Center presso il Duke University Medical Center di Durham, nella Carolina del Nord. Neuro-oncologo riconosciuto a livello internazionale, il Dr. Friedman ha una lunga carriera nel trattamento di bambini e adulti con tumori cerebrali e del midollo spinale. Ha scritto centinaia di articoli di ricerca e il suo lavoro è stato presentato diverse volte all'interno del programma CBS 60 Minutes. Il Dr. Friedman crede fermamente che ci sia speranza per i pazienti in cura per il cancro al cervello.

Linda Liau, MD, PhD, MBA, è la direttrice del Dipartimento di Neurochirurgia presso l'UCLA di Los Angeles, in California e direttrice del Programma specializzato di eccellenza della ricerca (SPORE) dell'UCLA in tumori celebrali. È un neurochirurgo con esperienza clinica nella mappatura cerebrale funzionale intra-operatoria per resezione di tumori cerebrali. La ricerca del dott. Liau è focalizzata sulla neuro-immunologia clinica, immunoterapia e nei vaccini contro il cancro al cervello. Il suo lavoro è stato pubblicato su importanti riviste e libri di testo ed è stato ripreso in numerosi programmi televisivi. È membro eletto della National Academy of Medicine.

Prefazione all'edizione Italiana

Mi chiamo Roberto Pugliese e sono uno dei migliaia di genitori che ogni anno si sentono dire dal medico che il loro figlio ha un tumore al cervello, nel mio caso il peggiore e il più aggressivo, un glioblastoma o più semplicemente "Il Terminator". Ho lottato con tutte le mie conoscenze, le mie forze, le mie risorse ma alla fine non sono riuscito a salvarlo. Durante il percorso, che tuttavia è durato pochi mesi ho imparato molte cose e mi sono fatto un'idea di cosa mi avrebbe potuto aiutare a migliorare le probabilità di sopravvivenza di mio figlio Emanuele, di cosa è funzionato e di cosa non è funzionato e poteva essere fatto meglio. Per evitare di lasciare che il dolore per una perdita così importante distruggesse la mia vita e quella dei miei cari ho pensato di canalizzare questa energia negativa in qualcosa di utile per gli altri. Ho quindi sviluppato il sito Web glioblastomamultiforme.it (glioblastoma.it) che mantengo ogni giorno con l'obiettivo di fornire informazioni e supporto ai pazienti italiani e ai loro cari perché molti dei recenti sviluppi e dei possibili trattamenti vengono comunicati in lingua inglese e purtroppo la bassa conoscenza della lingua inglese in molta parte della popolazione italiana continua ad essere una barriera d'accesso. Dopo varie ricerche con lo scopo di trovare notizie utili da riportare nel sito sono venuto a conoscenza del sito virtualtrials.com e della Fondazione Musella. Ho trovato la loro Guida una risorsa preziosa, quello che avrei voluto avere a disposizione nel momento in cui ho ricevuto quella terribile notizia. Con l'aiuto di Emanuele non ho avuto esitazioni e mi sono dedicato anima e corpo alla traduzione. Certamente alcune informazioni contenute in questa guida si riferiscono a quanto succede ed è disponibile negli Stati Uniti per cui alcune opzioni non saranno facilmente applicabili per i pazienti Italiani se non a patto di un costoso trasferimento oltre oceano. In particolare i capitoli sulle assicurazioni e i gruppi di supporto si riferiscono ad un contesto probabilmente molto diverso da quello Italiano così come alcune norme. Spero che, in ogni caso, il risultato possa essere utile ai pazienti e ai loro cari e che un giorno possiamo veramente dire di aver sconfitto "Il Terminator" e gli altri tumori cerebrali terminali. Magari in qualche futura edizione, con il vostro aiuto riusciremo a creare un'edizione maggiormente contestualizzata e adatta per il nostro paese. Dedico questa guida a Emanuele e agli altri guerrieri che come lui hanno combattuto, combattono e combatteranno contro un tumore cerebrale.

Buona lettura e Buona fortuna!

Roberto Pugliese

Stampato in Dicembre 2019

ISBN 978-0-244-23691-5

Indice

Introduzione

Se hai questo libro tra le mani, è possibile che tu o qualcuno a te vicino abbia appena ricevuto uno dei più grandi shock della tua vita: la diagnosi di un tumore al cervello.

E come se questo shock non fosse abbastanza, aggiungine un altro: ora devi prendere decisioni immediate e importanti sul trattamento del tumore al cervello.

Il team medico che ha formulato la diagnosi ti fornirà consulenza e orientamento ma poiché esistono così tante opzioni - quali medici scegliere, dove essere curati, quali trattamenti sono disponibili, quali studi clinici possono essere inseriti - è necessario essere informati il prima possibile per prendere le decisioni migliori e più razionali.

L'obiettivo della Guida per le nuove diagnosi di tumore cerebrale è quello di fornire a te, alla tua famiglia e ai tuoi amici un testo di base sul "tumore cerebrale". Questo libro fornisce strumenti per organizzarsi e offre informazioni su tumori cerebrali, il team medico, il trattamento dei tumori cerebrali, studi clinici e fonti di supporto. Questo libro può essere una prima risorsa vitale quando inizi la lotta contro il tumore al cervello, fornendo informazioni di contesto sul mondo dei trattamenti del tumore al cervello.

Una caratteristica speciale di questo libro è che è stato scritto con riferimento esplicito al sito web virtualtrials.com gestito e gestito dalla Fondazione Musella per la ricerca e l'informazione sul tumore al cervello. Il sito web virtualtrials.com è stato avviato negli anni '90 per elencare gli studi clinici e ospitare gruppi di supporto online per i pazienti con tumore al cervello. Da allora, il sito Web è cresciuto costantemente. L'anno scorso ci sono stati oltre 50.000 visitatori, provenienti da 217 paesi diversi. Per molte persone, il sito Web è diventato un portale essenziale per le informazioni sui tumori cerebrali e un luogo di esperienza condivisa. Il sito Web elenca i centri di trattamento del tumore cerebrale, ospita e gestisce gruppi di supporto online, mantiene un catalogo aggiornato degli studi clinici sui tumori cerebrali e descrive le terapie attuali e sperimentali per i tumori cerebrali. Il sito Web fornisce anche collegamenti ed assistenza finanziaria.

Un'ultima parola. Anche se in questo momento potrebbe sembrare diversamente, non sei solo. Per quanto difficili possano essere i tuoi prossimi mesi o anni mentre combatti il tumore al cervello, ce ne sono altri che hanno vissuto l'esperienza e hanno molto da condividere con te. Non esitare a contattarci. C'è una comunità che può supportarti - che vuole aiutarti - a cominciare dalla meravigliosa Fondazione Musella.

Ti auguriamo pace e salute.

Henry S. Friedman, MD

Preston Robert Tisch Brain Tumor Center

Duke University Medical Center

Durham, Carolina del Nord

Alcune note su questa edizione

Collegamenti Internet

Questa undicesima edizione della Guida per le nuove diagnosi di tumore cerebrale contiene molti collegamenti Internet aggiornati a diverse sezioni del sito Web virtualtrials.com della Fondazione Musella e ad altri siti Web.

È stata prestata la dovuta attenzione per garantire che i collegamenti a Internet siano accurati ma come sappiamo, tali collegamenti a volte vengono modificati dalle organizzazioni che li hanno originariamente pubblicati. Sul sito web virtualtrials.com della Fondazione Musella, è disponibile una versione PDF di questo libro. Si tratta di un documento su cui si possono fare ricerche e i collegamenti Internet sono attivi. Esiste anche una pagina Web separata in cui tutti i collegamenti ai siti Web di questo libro vengono regolarmente aggiornati. Per accedere a quella pagina per visualizzare un elenco completo dei collegamenti al sito Web in questo libro, visitare: www.virtualtrials.com/booklinks.cfm.

Glossario

Le definizioni del glossario di alcune parole riportate nei riquadri presenti in alcune pagine provengono dal Dizionario on-line sui termini del cancro del National Cancer Institute, una risorsa con 7500 voci relative al cancro e alla medicina. Il National Cancer Institute fa parte del National Institutes of Health, che è una delle 11 agenzie che compongono il Dipartimento della salute e dei servizi umani negli Stati Uniti.

L'accesso al Dizionario dei termini del cancro è disponibile sul sito web del National Cancer Institute: www.cancer.gov/dictionary.

Storie di sopravvissuti

Le storie dei sopravvissuti in questo libro sono reali ma sono state modificate al fine di evidenziare i temi generali e gli interessi specifici dei capitoli del libro in cui compaiono. Puoi trovare le storie complete di questi sopravvissuti - così come le storie di altri sopravvissuti - sul sito web virtualtrials.com della Fondazione Musella:

www.virtualtrials.com/survive.cfm.

La Fondazione Musella ringrazia profondamente tutte le persone che hanno condiviso le loro storie sul sito Web della fondazione e in questo libro. Per favore, condividi anche la tua storia.

Cosa hai bisogno di sapere adesso

Indipendentemente dal fatto che sia stata una perdita di equilibrio fisico a portarti alla diagnosi di un tumore al cervello (una perdita di equilibrio può essere un sintomo), sicuramente è seguita rapidamente una perdita di equilibrio emotivo.

Ogni giorno, a più di cento adulti verrà diagnosticato un tumore cerebrale primario e molti altri riceveranno la diagnosi di un tumore che si è diffuso al cervello partendo da qualche altra parte del corpo, come il polmone o il seno. Ogni anno, migliaia di genitori sentiranno quelle due parole devastanti - tumore al cervello - per uno dei loro figli.

Non esiste una causa nota della maggior parte dei tumori cerebrali che iniziano nel cervello. Vi sono indicazioni che fattori genetici o esposizione a sostanze chimiche tossiche o radiazioni ionizzanti possano contribuire alla formazione di tumori cerebrali. Tuttavia, è importante ricordare che tu e la persona amata non avete fatto nulla per causare il tumore al cervello e che ogni persona e ciascun cervello sono diversi.

Esistono oltre cento tipi di tumori cerebrali primari, alcuni molto rari. Tuttavia, non tutti i tipi di tumori cerebrali, o anche tutti i tipi di tumori cerebrali maligni, sono inevitabilmente fatali. Con la chirurgia, la radioterapia e la chemioterapia, alcuni tipi di tumori rispondono molto bene al trattamento e possono persino essere curati. Mentre molti dei tumori cerebrali più comuni, come i gliomi, non sono in genere curabili, ci sono sopravvissuti a lungo termine a questi tumori cerebrali ora più che mai, grazie ai nuovi trattamenti introdotti.

> *Chemioterapia*: trattamento con farmaci che uccidono le cellule tumorali.
> *Glioma*: un tumore al cervello che inizia nelle cellule gliali (cellule che circondano e supportano le cellule nervose).

Avrai molte decisioni importanti da prendere in questa condizione medica. Puoi prenderle tu stesso, oppure puoi delegare a una persona cara o a un team di persone care a sostenere la tua cura e il tuo trattamento e ad aiutarti a prendere decisioni importanti. Non solo dovrai fare delle scelte tra le opzioni di trattamento che ti sono state presentate, ma tu e i tuoi sostenitori potreste cercare attivamente opzioni alle quali il team medico che ti sta seguendo ora potrebbe non avere accesso.

> Per leggere storie di sopravvissuti a tumori cerebrali potete andare al link: www.virtualtrials.com/survive.cfm.
> Se doveste avere commenti o domande o se vi hanno appena detto che dovete sottoporvi ad un intervento al cervello potete contattare la fondazione Musella attraverso il sito web: www.virtualtrials.com

A partire da questo momento

Siamo qui per aiutarti a scegliere tra varie possibilità di trattamento e per essere una risorsa per te in modo che tu possa capire bene la tua malattia.

Devi imparare a mettere in discussione ciò che ti viene detto inizialmente e, quando vengono messi in atto i piani di trattamento, a chiedere su quali fattori qualificanti si basano la tua diagnosi e il piano di trattamento.

È inoltre necessario cercare la consulenza dei migliori esperti.

In genere, il medico avrà un piano di trattamento da discutere con te in seguito alla diagnosi iniziale. Questo piano può includere un rinvio a un neurochirurgo o un neuro-oncologo per una consultazione in merito al trattamento. Il trattamento di solito consiste in una serie di diversi tipi d'interventi: neuro chirurgia per rimuovere il tumore e ottenere un campione di tessuto; radioterapia; chemioterapia; terapia a campo elettrico alternato con un dispositivo chiamato *Optune*; diversi farmaci per la gestione dei sintomi causati non solo dal tumore ma anche dal trattamento del tumore e persino l'iscrizione a una sperimentazione clinica (clinical trial). Questo gran numero di diversi trattamenti possibili implicano che è necessario scegliere un gruppo di medici - solitamente associati a un singolo centro medico esperto nel trattamento dei tumori cerebrali - che siano in grado di coordinare e amministrare i trattamenti più aggiornati con precisione e cura.

> *Neurochirurgo*: un medico che ha un addestramento speciale in chirurgia del cervello, della colonna vertebrale e di altre parti del sistema nervoso.
> *Neuro-oncologo*: un medico specializzato nella diagnosi e nel trattamento di tumori cerebrali e di altri tumori del sistema nervoso.

In alcune circostanze, l'intervento chirurgico di emergenza in un ospedale locale potrebbe essere l'unica opzione immediata a causa dei sintomi correlati al gonfiore del cervello causato dal tumore o a causa di un rischio acuto di lesioni cerebrali. In genere, tuttavia, la buona notizia è che di solito c'è tempo sufficiente per individuare i medici più esperti nel trattamento dei tumori cerebrali e per raccogliere informazioni che possono aiutare nel processo decisionale.

La maggior parte dei pazienti apprende che potrebbe avere un'anormale crescita dei tessuti nel cervello (lesione cerebrale) quando vengono sottoposti a una risonanza magnetica (RM) in un ospedale locale per valutare la causa di sintomi come il mal di testa o le convulsioni o difficoltà di linguaggio o memoria, che potrebbero essere tutti causati da tumori ma che hanno anche molte altre possibili cause. Se si sospetta un tumore cerebrale, di solito vengono eseguiti test mediante risonanza magnetica (RM) al fine di avere una migliore idea delle dimensioni, della posizione e dell'impatto della lesione e per verificare se c'è qualche tumore in altre parti del corpo.

Il particolare tipo di tumore cerebrale non viene diagnosticato mediante imaging. Solitamente, la diagnosi proviene dall'esame di un campione di tessuto da parte di un neuropatologo, una persona addestrata nell'individuare i tipi di cancro, se si tratta di un cancro, e a testare i tessuti utilizzando i marker tumorali che potrebbero aiutare le scelte di una specifica terapia. Il campione di tessuto viene acquisito con un intervento chirurgico quando il tumore al cervello viene rimosso o, se non è possibile attraverso un intervento chirurgico chiamato biopsia. Una biopsia è la rimozione di un campione di cellule o tessuto da sottoporre all'esame da parte di un patologo. Il patologo può studiare il tessuto al microscopio o eseguire altri test sulle cellule che lo costituiscono.

Risonanza magnetica nucleare (RMN o semplicemente RM): Una procedura in cui le onde radio e un potente magnete collegato a un computer vengono utilizzati per creare immagini dettagliate delle aree all'interno del corpo. Queste immagini possono mettere in evidenza la differenza tra un tessuto normale e un tessuto malato.
Neuropatologo: un patologo specializzato in malattie del sistema nervoso. Un patologo identifica la malattia studiando cellule e tessuti al microscopio.

Per una diagnosi più accurata e per il miglior trattamento, il fattore più importante sarà l'esperienza del tuo team medico - quello del radiologo per identificare la lesione cerebrale e dirigerti verso un successivo intervento diagnostico, del neurochirurgo per rimuovere il tumore al cervello e ottenere un campione di tessuto, del neuropatologo per esaminare il tessuto e testare gli importanti marcatori tumorali che possono aiutare a guidare il trattamento, e infine, il neuro-oncologo e il suo team per scegliere, coordinare e somministrare il trattamento.

Quel tipo di esperienza in più discipline mediche si trova spesso nei principali centri di trattamento dei tumori al cervello. I neurochirurghi e i membri del team di questi centri eseguono diversi interventi chirurgici al cervello ogni anno (fino a diversi interventi chirurgici alla settimana in alcuni centri) e possono offrire le procedure tecnologicamente più avanzate e i tassi di sopravvivenza più elevati. La scelta del chirurgo e dell'equipe terapeutica può influire profondamente sull'esito delle cure. Molti di questi centri specializzati ti consentono di inviare loro direttamente risonanze magnetiche - e persino campioni di tessuto - per offrirti altri pareri anche senza che lo faccia il tuo medico di riferimento. Se il centro per il trattamento del tumore cerebrale più vicino è lontano da dove vivi, va bene: lo staff dovrebbe essere in grado di coordinare alcuni dei tuoi trattamenti interagendo con medici più vicini a te, in modo che i soggiorni prolungati vicino al centro di trattamento dei tumori cerebrali possano essere limitati.

Conoscere il tuo nemico (il tipo di tumore al cervello) e avere la migliore squadra possibile per curarlo è ovviamente essenziale per questa battaglia ma lo è anche avere gli strumenti per definire una strategia - una strategia per la tua vita. I tumori cerebrali possono cambiare, crescere e ripresentarsi, quindi è importante essere organizzati e ben informati sulla composizione e sulla posizione del tumore, sui farmaci e sui loro effetti collaterali e sui sintomi che ci si potrebbe aspettare durante il trattamento. È altrettanto importante mantenere un dialogo aperto e continuo con il team di assistenza medica. I medici raramente comunicano tra loro ed è necessario che il coordinamento delle comunicazioni sia guidato dal paziente. Essere organizzati può aiutarti assicurandoti che tutti i membri del tuo team condividano le stesse informazioni e che queste siano aggiornate in occasione degli appuntamenti per visite o consulenze. Tu e il tuo team dovete diventare i manager del vostro trattamento.

Questa guida e la Musella checklist su quello che devi sapere

Questa guida è disponibile per aiutarti a comprendere alcune delle decisioni che dovrai affrontare. Risponderà ad alcune delle domande più frequenti poste dai pazienti e dagli operatori sanitari e ti collegherà con una comunità di supporto. Inoltre, ti aiuterà a organizzarti in modo da poter difendere al meglio la qualità delle cure di cui hai bisogno e che meriti. Ancora più importante, questa guida fornisce informazioni sui tipi di tumore, le opzioni di trattamento più attuali e come trovare i principali centri di trattamento dei tumori cerebrali.

La checklist della Fondazione Musella è presentata nelle pagine seguenti. Questa breve lista di controllo sulle informazioni critiche ha lo scopo di fornire una guida in un momento in cui l'elaborazione delle informazioni potrebbe essere difficile per te e per i tuoi cari. La checklist condensa una vita di esperienza nell'aiutare i pazienti con tumore al cervello: è ciò che direi ai miei cari se avessero il sospetto di avere un tumore al cervello o se avessero appena ricevuto la diagnosi.

Questa guida spiegherà in dettaglio gli elementi presenti nella checklist e la checklist verrà mantenuta aggiornata sulla home page del sito Web virtualtrials.com man mano che vengono scoperte nuove tecniche e trattamenti. Anche se non hai tempo di leggere nient'altro in questa guida, ti preghiamo di leggere la checklist della Fondazione Musella. Farà una differenza positiva.

> Per un elenco dei centri per il trattamento dei tumori cerebrali divisi paese puoi visitare il link:
> www.virtualtrials.com/Brain_Tumor_Centers.cfm.
> Tutti i pazienti con tumore al cervello, se possibile dovrebbero chiedere almeno un secondo parere da parte di un centro specializzato sul trattamento dei tumori al cervello.

La checklist della Fondazione Musella su quello che devi sapere

SE NON AVETE TEMPO DI LEGGERE ALTRO LEGGETE QUESTA LISTA

1. Cerca le cure per tumori cerebrali più avanzate e più specializzate a tua disposizione

Molte aziende ospedaliere più piccole e vicine possono offrire neurochirurgia e cure per i tumori cerebrali. Queste aziende tuttavia, di solito, non hanno le stesse strutture, tecnologie e medici all'avanguardia specializzati in diversi tipi di tumore che sono disponibili nei grandi centri per il trattamento del tumore al cervello. Dovresti trovare il neurochirurgo più esperto che puoi, specializzato nella rimozione chirurgica dei tumori cerebrali, e dovresti trovare il miglior gruppo integrato di medici che puoi, esperto nel trattamento dei tumori cerebrali, per coordinare e somministrare i diversi tipi di trattamento che il tumore al cervello richiederà. Anche se ciò significa viaggiare e stare distanti da casa, tieni presente che i centri di trattamento dei tumori cerebrali più grandi avranno (1) strutture patologiche più avanzate per la diagnosi, (2) maggiore capacità di conservare il tessuto tumorale per futuri test, (3) migliore familiarità con le più recenti pratiche chirurgiche e terapeutiche e (4) più opzioni di sperimentazione clinica da offrire. Se il tumore è considerato "inoperabile", anche i grandi centri del tumore al cervello potrebbero offrire alternative alla chirurgia, come la terapia termica interstiziale laser (ad es. *NeuroBlate*), gli ultrasuoni focalizzati guidati dalla risonanza magnetica e la radiochirurgia stereotassica (ad es. *Gamma Knife*).

2. Prima dell'intervento chirurgico considera attentamente le varie opzioni di trattamento

Ci sono alcuni studi clinici che richiedono la registrazione prima dell'intervento chirurgico per la rimozione del tumore al cervello. In alcuni studi, come per alcuni tipi di immunoterapia, il trattamento inizia prima dell'intervento. Per gli studi relativi ai vaccini su misura, il campione di tumore ottenuto durante l'intervento chirurgico deve essere gestito in modo speciale. Esistono anche trattamenti che possono essere ricevuti solo al momento dell'intervento chirurgico, come l'impianto di *Wafer Gliadel* a rilascio di chemioterapia o terapia *GammaTile* radioattiva. Discuti queste e altre opzioni con i medici prima dell'intervento chirurgico.

3. Chiedi se è disponibile il trattamento con terapia a campo elettrico alternato (attraverso il dispositivo Optune)

Il dispositivo *Optune*, che tratta i tumori cerebrali erogando campi elettrici alternati, è una nuova terapia approvata dalla Food and Drug Administration (FDA) statunitense per il glioblastoma di nuova diagnosi e ricorrente (il tipo più comune di tumore cerebrale primario). Poiché il dispositivo è stato reso disponibile solo negli ultimi anni, alcuni centri di trattamento potrebbero non offrirlo ancora. Quindi trova il centro di tumore al cervello più vicino che lo ha a disposizione.

4. Insisti sul fatto che il tessuto tumorale sia sottoposto a test di marcatori molecolari completi

Se sei trattato in un centro di trattamento dei tumori al cervello, il campione del tuo tessuto tumorale sarà testato rispetto ai marcatori molecolari che possono guidare le scelte di trattamento. Questi marcatori includono lo stato MGMT, la mutazione IDH1, la mutazione / amplificazione dell'EGFR e la perdita dei cromosomi 1p e 19q. Di questi, una mutazione nel gene EGFR chiamata EGFR variante 3 (EGFRvIII) è particolarmente importante, poiché questa mutazione può determinare l'ammissibilità all'iscrizione per diversi studi clinici mirati a questa mutazione. Ci sono due aziende negli stati uniti che offrono test sui marcatori molecolari se il sistema ospedaliero in cui vieni trattato non lo fa: Caris Life Sciences e Foundation Medicine.

5. Chiedi al tuo chirurgo come verrà conservato il tessuto tumorale

La conservazione del tessuto tumorale deve essere discussa con il neurochirurgo prima dell'intervento chirurgico. Il tessuto tumorale cerebrale viene comunemente preservato immergendolo in paraffina e fissandolo nella formalina. Un'alternativa migliore è che il tessuto tumorale venga congelato rapidamente in azoto liquido. Un vantaggio del congelamento è che il tessuto tumorale viene conservato intatto e può essere successivamente utilizzato per creare vaccini contro il cancro personalizzati. Una società statunitense che congela e conserva il tessuto tumorale è Store My Tumor.

6. Acquisisci conoscenze

Leggi questa guida e visita il sito Web virtualtrials.com. Nella sezione "Informazioni su" del sito Web, c'è un archivio di articoli chiamati "Trattamenti degni di nota". Nella sezione "Interagisci", c'è una videoteca di presentazioni su tutto ciò che riguarda i tumori cerebrali. Puoi anche iscriverti al nostro "Brain Tumor News Blast", che contiene notizie su tumori cerebrali: www.virtualtrials.com/maillist.cfm.

7. Unisciti a un gruppo di supporto online o nel mondo reale

Nel capitolo di questo libro sul supporto, viene sottolineata l'importanza dei gruppi di supporto e c'è un elenco di gruppi di supporto nel mondo reale. Sul sito web virtualtrials.com, è possibile aderire immediatamente a diversi gruppi di supporto online, dove è possibile connettersi con persone che sono più che contente di condividere le loro conoscenze ed esperienze. Trova questi gruppi e altro nella sezione "Risorse" del sito Web virtualtrials.com. Uno dei gruppi di supporto più popolari è il "Braintumor treatments group".

8. Richiedi, registra, organizza e conserva tutti i documenti e le informazioni relative al tuo tumore al cervello

Richiedi tutti i documenti relativi alle diagnosi e al trattamento, compresi tutti i rapporti sulla patologia, e tieni questi documenti organizzati in un raccoglitore. Questo raccoglitore può contenere anche tutte le note che prendi giorno per giorno. Puoi anche prendere in considerazione la possibilità di fare delle registrazioni audio (ad es. Sul tuo cellulare) degli appuntamenti con i tuoi medici per consultarle e revisionarle in futuro. Potrebbe anche essere utile portare un amico o un familiare con una buona memoria a tutti gli appuntamenti con i medici.

9. Incarica un team di supporto

Ricevere una diagnosi di tumore al cervello è una situazione pesantissima e confusa dal punto di vista emotivo. Sempre che tu non sia particolarmente abile e motivato a fare la tua ricerca medica, potrebbe essere meglio designare un amico o un familiare per ricercare le diverse opzioni di trattamento e per seguire al posto tuo ogni cosa che ha a che fare con il tuo tumore al cervello. Per favore dai a questa persona questo libro in modo che lo possa leggere e indirizzalo verso il sito web virtualtrials.com. Un'altra persona potrebbe essere incaricata di trasmettere notizie alla tua rete di familiari e amici.

10. Considera di aggiornare e se possibile migliorare la tua assicurazione sanitaria e sappi che è disponibile un supporto finanziario

Passa alla migliore assicurazione medica che ti puoi permettere. Se disponi di una assicurazione medica come Medicare, cerca la migliore politica supplementare che puoi permetterti, ma evita i piani di assistenza perché di solito limitano la scelta dei medici. La Fondazione Musella gestisce un programma di assistenza co-pay per le persone che dispongono di assicurazione per aiutarle a sostenere le spese relative al dispositivo *Optune* e ai diversi trattamenti di chemioterapia. Per le persone senza assicurazione, la Musella Foundation offre una Drug Discount Card che offre sconti per i farmaci soggetti a prescrizione e senza ricetta.

Storia di un sopravvissuto #1

È iniziato con piccoli problemi nel 1999, per lo più relativi alla vista. Mia moglie pensava che si trattasse di un ictus.

Ho chiamato il mio dottore a casa una domenica. Abbiamo fissato una risonanza magnetica nucleare per mercoledì, io e mia moglie abbiamo visto il neurologo e il neurochirurgo giovedì e l'intervento è stato effettuato il martedì successivo. Si trattava di glioblastoma. Sono stato sottoposto a radioterapia e chemioterapia ed anche a radiazioni stereotassiche. Sono stato molto fortunato ad essere stato ricoverato in un ospedale universitario.

Ho avuto una recidiva nel 2001 cui è seguita una operazione neurochirurgica per rimuovere la lesione che è andata bene e durante la stessa operazione sono stati impiantati i Gliadel Wafers.

Nel 2002, pensavano di avere un'altra ricorrenza, ma per fortuna era solo tessuto cicatriziale e necrosi da radiazioni.

Sono oggi un sopravvissuto di 20 anni dal glioblastoma. Ho ancora diversi problemi medici conseguenti al trattamento del tumore, tra cui una certa perdita della vista periferica e una neuropatia al piede destro, che influisce sul mio equilibrio. La cosa più importante per me oggi sono le conversazioni che ho con i malati di tumore al cervello e le persone che fanno loro assistenza. In media, parlo con due o tre pazienti ogni mese. Li invito sempre a consultare il sito Web virtualtrials.com che è la migliore risorsa per tutto quel che riguarda il tumore al cervello. Non do consulenza medica, ma rispondo alle domande nel miglior modo possibile. La cosa che sento molto spesso è la speranza che provano le persone quando incontrano qualcuno che è sopravvissuto al glioblastoma per così tanto tempo. Mi assicuro che tutti sappiano che ci sono molti sopravvissuti a lungo termine e che c'è nuova speranza basata sui nuovi trattamenti e le ricerche.

Ho imparato molte cose dalle mie esperienze. Ad esempio:

- Imparerai rapidamente a capire chi è a suo agio e chi non lo è a parlare della possibilità di morire.

- È importante avere qualcuno con te per ascoltare, porre domande e ricordare. Più volte il neurochirurgo disse a mia moglie che nessuno gli aveva mai posto una particolare domanda prima di lei.
- Non temere la conoscenza. Come mia moglie ha detto molte volte, "Non c'è niente che qualcuno può dirci che è peggio di quanto noi possiamo immaginare."

Dio ci ha dato il dono della vita che porta con se l'incertezza. Quando arrivano tempi difficili, Dio può confortarci almeno tanto quanto possiamo confortarci a vicenda.

Fin dal primo giorno, un posto per ogni cosa

La diagnosi di un tumore al cervello può lasciare i pazienti e i loro cari in una nebbia mentale. Ci sono modi in cui puoi riprendere il controllo, uscendo dalla nebbia e ritornando alla luce del giorno. L'organizzazione è la chiave per ottenere tutte le informazioni necessarie per il tuo tipo specifico di tumore. D'ora in poi sarai un paziente con un tumore al cervello!

Un raccoglitore a tre anelli può diventare il tuo migliore amico per il trattamento del tuo specifico tipo di tumore. Ricorsi agli specialisti o per la seconda o la terza opinione sono spesso ritardati dalla necessità di ottenere documenti e referti e talvolta i documenti si sono persi lungo la strada. Il mantenimento delle tue copie personali dei seguenti documenti assicurerà che i medici cui ti rivolgi abbiano accesso a tutti i documenti necessari al momento dell'appuntamento. Molte persone conservano questi record sui propri computer o su unità USB poiché sono più facili da trasportare e occasionalmente li stampano e li archiviano. È necessario stampare un elenco di tutti i farmaci che si assumono e delle allergie da conservare nel portafoglio o da tenere a portata di mano in caso di emergenza. I documenti da conservare nel raccoglitore includono:

- **Storia clinica.** Inizia con conservare la prima storia clinica che ti viene chiesto di compilare. Questo elenco contiene i problemi medici, come il diabete e i problemi cardiaci, che possono influenzare la scelta del trattamento, nonché eventuali allergie. Un'allergia importante da notare è quella allo iodio o ai crostacei, poiché i coloranti (agenti di contrasto) utilizzati in alcune scansioni del cervello contengono iodio. Avere una copia della storia medica a portata di mano vi aiuterà nel momento in cui vi sarà chiesto di compilare moduli simili. Mantenete la vostra storia clinica aggiornata in caso di cambiamenti. Potete chiedere anche al vostro medico una copia dei vostri esami.
- **Copie di filmati e referti di imaging**. La maggior parte dei centri radiologici oggi è in grado di fornire una copia delle

scansioni di imaging su un CD che può essere visualizzato su qualsiasi computer. Quando arrivate presso la struttura di radiologia per una RMN (Risonanza Magnetica Nucleare) o in inglese MRI (Magnetic Resonant Imaging), è molto importante richiedere una copia del film o un CD con la relazione scritta della valutazione dei risultati da parte del radiologo. Chiedete PRIMA di entrare poiché la richiesta viene gestita più facilmente dal personale del reparto se viene fatta in anticipo piuttosto che a esame completato. La maggior parte dei negozi di articoli per ufficio dispone di raccoglitori in vinile a tre fori per conservare diversi CD in modo ordinato e sicuro.

- **Tutti i rapporti di laboratorio di routine e i rapporti patologici delle biopsie.** Diversi membri della equipe medica trarranno beneficio dalla ricezione dei recenti risultati di laboratorio che potrebbero essere stati inizialmente ordinati da un altro medico. Avendo le tue copie personali di tutti i rapporti di laboratorio degli esami di routine, così come i rapporti patologici delle biopsie, in caso richiesta saranno disponibili e ti consentiranno di risparmiare tempo, miglioreranno la tua comprensione e in alcuni casi elimineranno la necessità di ulteriori analisi del sangue. In aggiunta, se sei un esperto di computer, potresti tenere traccia dei risultati in un foglio di calcolo Excel in modo da poter rappresentare graficamente i risultati nel tempo e vederne l'evoluzione.

- **I farmaci a colpo d'occhio.** È importante informare il tuo medico e i membri del team di assistenza su tutti i farmaci che assumi. Mantenere una documentazione medica aggiornata nel raccoglitore del trattamento (inclusi integratori a base di erbe e articoli da banco) può fornire un'istantanea rapida e chiara dei farmaci che assumi quotidianamente, riducendo la possibilità di errore soprattutto nel caso più di un medico sia coinvolto nelle tue cure. Senza queste informazioni, potresti riscontrare sintomi che sono collegati o sono effetti collaterali di un farmaco che un membro del tuo team medico potrebbe non rendersi conto che stai assumendo, con la conseguenza che potrebbero non essere diagnosticati e di conseguenza trattati correttamente.

Porta il tuo raccoglitore del trattamento a ogni appuntamento con ogni medico e pretendi che sia preso in considerazione prima di prescrivere qualsiasi nuovo farmaco. Dovresti anche richiedere una copia del formulario dei farmaci - un elenco dei farmaci coperti - dalla tua compagnia assicurativa e conservalo nel raccoglitore del trattamento specialmente in caso di trattamenti all'estero. Potrebbe essere necessario che il medico richieda l'autorizzazione preventiva per alcuni farmaci. Conoscere in anticipo la necessità di un'autorizzazione preventiva può farti risparmiare tempo e denaro.

Patologia: la descrizione di cellule e tessuti fatta da un patologo sulla base di prove microscopiche e talvolta usata per fare la diagnosi di una malattia.

Posizione, posizione, posizione

Conoscere la posizione esatta del tuo tumore ti aiuterà in diversi modi. Cercando le funzioni di quella parte del cervello, puoi capire più chiaramente - ed essere preparato per - molti dei sintomi che stai riscontrando o che potresti aspettarti di riscontrare nel futuro. Chiedi al tuo medico di essere specifico sulla posizione. Forse lui o lei potrà fornirti uno schema del cervello con evidenziata la posizione del tumore. Oppure usa la figura anatomica del cervello nella pagina seguente insieme al tuo medico (Figura 1A e 1B). La figura 1A mostra le parti principali del cervello. La figura 1B mostra alcune delle funzioni associate a ciascuna delle parti del cervello.

Un diario personale

Sin dal primo giorno, tenere un diario è molto importante quando si esaminano varie possibilità di trattamento con gli specialisti. La registrazione di domande e dubbi specifici contribuirà a garantire che il team medico fornisca le risposte necessarie a te e ai tuoi cari. Potresti creare una sezione separata per ciascun membro del team medico, annotando che medico è responsabile dei vari aspetti delle cure, della prescrizione dei farmaci di cui puoi avere bisogno, degli esami di laboratorio di routine e di ciò che è stato discusso durante gli appuntamenti. Spesso ti possono venire in mente delle domande dopo che hai completato una visita o un appuntamento e potersi riferire a queste pagine in un secondo momento può essere di grande aiuto. È fondamentale mantenere le pagine del calendario mensile per registrare l'inizio dell'assunzione di nuovi farmaci o terapie e qualsiasi reazione negativa. Le date d'inizio dei sintomi e degli effetti collaterali possono essere difficili da ricordare in un secondo momento, ma è importante per riuscire a capire la loro origine.

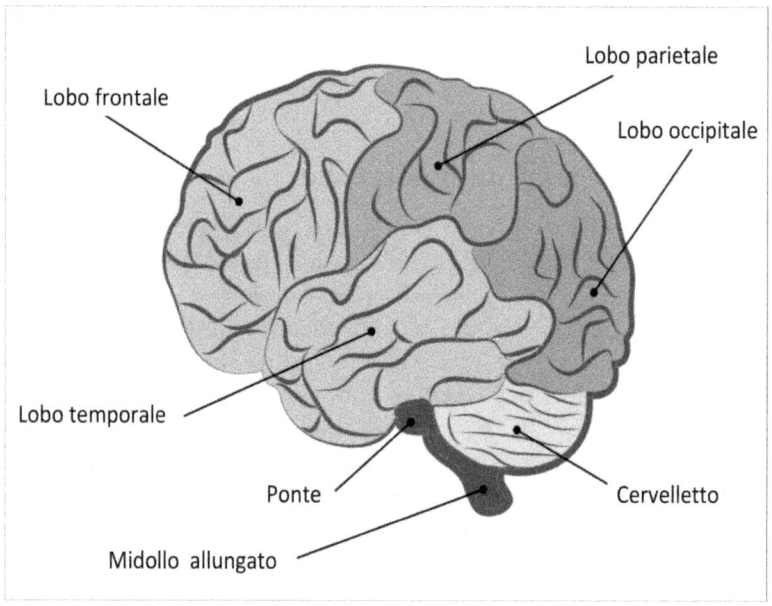

Figura 1A: Aree principali del cervello

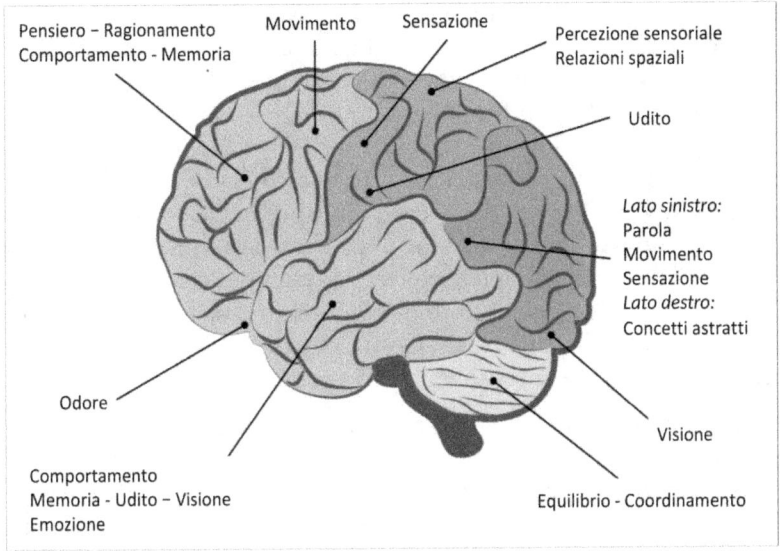

Figura 1B: Funzioni associate alle diverse aree del cervello

Documenti legali

Ogni medico che vedrai ti chiederà di firmare un modulo sulla privacy (HIPAA). Quando lo compili, scrivi che desideri consentire specificamente alle seguenti persone di discutere i dettagli del tuo caso con il medico (o la struttura); quindi elenca per nome il tuo coniuge / i genitori / i figli ed eventualmente un amico. Chiedi una copia del modulo, in quanto l'originale verrà conservato dal medico in ogni caso. Avere la copia del modulo sulla privacy ti aiuterà a risparmiare tempo quando devi inviare qualcuno a ritirare gli esiti di esami, risonanze o a fare delle domande in tua vece. Quando il personale medico dirà che non può consegnare qualcosa ai tuoi figli o parlare di qualcosa a chiunque non sia tu, tieni a disposizione la copia del modulo e esibiscila in modo che siano in grado di soddisfare la richiesta senza esitazioni.

Procure legali

Tutti odiamo pensare a queste cose, ma gestire alcune questioni legali ora può risolvere un sacco di problemi in futuro. Un testamento biologico, dice al tuo team medico che tipo di cure vorresti ricevere nel caso ti trovassi nella condizione di non essere più in grado di prendere decisioni. Una testamento biologico ti consente di designare chi prenderà decisioni mediche per te se non sei in grado tu stesso di farlo. La prima volta che sei ricoverato in ospedale, ti verrà chiesto se desideri compilare questo tipo di documenti legali. Se non li hai già compilati fallo e chiedi copie e conservale nel tuo raccoglitore. Oppure cerca su Google "Testamento biologico nel [tuo stato]" (ogni stato ha leggi diverse). Se disponi già di questi documenti legali, portali con te, lo staff farà la copia e ti restituirà gli originali.

È molto importante comunicare alla tua famiglia chi sarà il tuo procuratore medico, quali sono i tuoi valori e che tipo di cure mediche vorresti ricevere o meno, compresi i respiratori e l'alimentazione artificiale, se le tue condizioni dovessero peggiorare e non fossi in grado di comunicare o fossi in coma.

> *HIPAA*: una legge statunitense del 1996 che consente ai lavoratori e alle loro famiglie di mantenere la propria assicurazione sanitaria quando cambiano o perdono il lavoro. La legge comprende anche standard per la creazione di cartelle cliniche elettroniche sicure, per proteggere la privacy sulle informazioni sanitarie e per impedire che vengano utilizzate in modo improprio. La legge viene chiamata anche Health Insurance Portability and Accountability Act e Kassebaum Kennedy Act.

Potresti anche prendere in considerazione la nomina di un procuratore finanziario. Una procura finanziaria designa una persona di tua scelta a gestire le tue finanze se dovessi diventare incapace e non fossi in grado di prendere decisioni finanziarie autonomamente. Il documento di procura finanziaria non deve contenere direttive mediche, poiché queste sono incluse nel documento che designa il procuratore medico. I moduli di procura finanziaria standard sono disponibili online o puoi rivolgerti ad un avvocato. Sono semplici e facili da compilare. Se dovessi trovarti in situazioni particolari non coperte dai moduli standard puoi consultare un avvocato.

Numeri di telefono

Scrivi il nome, l'indirizzo, il numero di telefono, l'indirizzo e-mail e una breve descrizione di tutti i tuoi contatti importanti. Assicurati di includere i tuoi familiari e quelli che dovrebbero essere contattati in caso di emergenza, tutti i tuoi medici, il tuo avvocato, il tuo consulente finanziario e/o agente assicurativo e anche un sacerdote se lo ritieni opportuno.

Seconde opinioni di esperti

Poiché la diagnosi di un tipo specifico di tumore al cervello è complessa, è essenziale ottenere la conferma della diagnosi. Le seconde, terze o addirittura quarte opinioni dovrebbero provenire da esperti di un'area specifica, come gli esperti nella rimozione dei tumori cerebrali: neurochirurghi che eseguono almeno 25 interventi chirurgici all'anno o esperti di neuropatologia che possono qualificare la diagnosi della tua biopsia tumorale. Si stima che fino al 25% dei pazienti con tumore al cervello vedrà modificata la diagnosi iniziale in seguito ad un ulteriore esame e un secondo parere di esperto, che può alterare drasticamente non solo la prognosi ma anche il piano di trattamento raccomandato.

Se il medico che sta curando il tuo tumore al cervello non ha familiarità con i trattamenti o gli studi clinici più recenti disponibili per i pazienti con tumori cerebrali, chiedi che venga consultato uno dei molti centri di trattamento dei tumori al cervello e di ottenere un secondo parere esperto. Anche se ti viene diagnosticato il tumore al cervello da un importante centro per il trattamento dei tumori cerebrali, potresti comunque voler ottenere una seconda opinione da un altro importante centro di trattamento dei tumori cerebrali per confermare la tua diagnosi, confermare il piano di trattamento e/o individuare una sperimentazione clinica. È tuo diritto ottenere una seconda opinione.

Una revisione delle tue risonanze (NMR) o tomografie (TAC), test e referti, insieme a una panoramica di nuove risorse e programmi di trattamento può essere ottenuta attraverso molti dei principali centri di ricerca sul trattamento dei tumori cerebrali. Il tuo medico può anche consultare il National Cancer Institute (vedi il riquadro qui di seguito). Esamineranno gratuitamente il tuo caso. Hanno eccellenti specialisti sui tumori cerebrali di adulti e su quelli pediatrici disponibili per aiutarti.

La maggior parte dei patologi non vede abbastanza tumori cerebrali per essere in grado di fare le sottili distinzioni che potrebbero essere necessarie per la diagnosi. Puoi anche chiedere un secondo parere sulla analisi dei vetrini della biopsia da parte di un importante centro, come la Divisione di Neuropatologia del Dipartimento di Patologia dell'Ospedale Universitario Johns Hopkins (vedi riquadro qui di seguito), che si trova a Baltimora, Maryland. C'è un costo da sostenere ma il processo è semplice: il tuo ospedale può spedire i vetrini.

Se hai bisogno di viaggiare per una seconda o terza opinione, ci sono molte organizzazioni che forniscono assistenza finanziaria specificamente per i pazienti con tumore al cervello. Controlla per cortesia le informazioni sull'assicurazione e l'aiuto finanziario nel relativo capitolo di questo libro.

Per ulteriori informazioni sulle consulenze di neuro-oncologia del National Cancer Institute, selezionare la scheda "Making Appointments", quindi selezionare la scheda "Patient Referrals", del sito: ccr.cancer.gov/Neuro-Oncology-Branch.
Per i dettagli sulle consulenze della Divisione Neuropatologia del Dipartimento di Patologia dell'Ospedale Universitario Johns Hopkins, visitare il sito:
pathology.jhu.edu/department/services/consults.cfm.

Quindi ricordati di:

- Organizzati dal primo giorno con un raccoglitore del trattamento per tenere traccia di tutto.

- Tenere nel raccoglitore del trattamento un elenco aggiornato dei farmaci che assumi.

- Conoscere la posizione esatta del tuo tumore.

- Pensare in anticipo e rendere esecutive eventuali procure mediche e finanziarie nominando i procuratori.

- Sapere che i tumori cerebrali sono complessi, quindi la seconda, la terza e la quarta opinione da parte di esperti del settore sono essenziali per confermare la diagnosi.

Storia di un sopravvissuto #2

La notte del 25 dicembre 2012 sono andato a letto e ho avuto un attacco epilettico per la prima volta nella mia vita. L'unica cosa che ricordo è stata svegliarmi su una barella mentre venivo portato su un'ambulanza. Non sono riuscito a rispondere alle domande che mi facevano. Ero confuso e non avevo idea di cosa stesse succedendo. Sono stato portato di corsa all'ospedale più vicino dove sono stato sottoposto a una TAC. I risultati hanno mostrato un tumore, una lesione di 8 cm nel lobo frontale destro del mio cervello.

Questa notizia ha lasciato senza parole me e mia moglie. Difficile da digerire. Lei pianse, e io mi sono seduto incredulo. Sono stato quindi trasportato in ambulanza in un altro ospedale dove sono state eseguite una risonanza magnetica e un'altra TAC. Sfortunatamente, l'interpretazione delle immagini del primo ospedale è stata confermata. Mi è stato detto che dovevo essere operato il prima possibile. Fortunatamente, uno dei migliori neurochirurghi dello stato era di guardia quella notte. Dopo una ricerca rapida ma approfondita, io e la mia famiglia abbiamo deciso di procedere con l'intervento. Il mio neurochirurgo e il suo team sono stati in grado di rimuovere l'intero tumore. Durante il recupero ho avuto diverse altre convulsioni e ho ricevuto il farmaco antiepilettico levetiracetam (Keppra). Circa una settimana dopo la mia dimissione dall'ospedale, mentre mi riprendevo ancora a letto, ho ricevuto la telefonata che nessuno vuole ricevere. Il risultato dell'esame patologico era pronto. Avevo un astrocitoma anaplastico di grado 3.

La mia famiglia e io eravamo distrutti. Prima di quel primo attacco epilettico la mia vita era fantastica. Avevo appena compiuto 31 anni, avevo un ottimo lavoro, io e mia moglie avevamo appena acquistato la nostra prima casa e avevamo un bellissimo bambino di un anno. La vita sembrava perfetta, poi l'incubo.

La mia prima reazione è stata, perché io? Cosa ho fatto per meritare questo? Io e mia moglie siamo andati dal neurochirurgo per un appuntamento di follow-up e lui ci ha raccomandato di recarci in un centro oncologico specializzato. Il mio appuntamento al centro fu fissato dopo poco tempo. Lì abbiamo ricevuto informazioni dettagliate sulla mia diagnosi e sul mio programma di trattamento. Non mi è piaciuto ascoltare le statistiche, soprattutto quando hanno confermato ciò che il Dr. Google e le ricerche in Internet sembravano dire , ma abbiamo deciso di affrontare questo tumore al cervello. Il mio trattamento è stato di 30 giorni di radioterapia con fine settimana liberi, 6 settimane di temozolomide (Temodal) ogni giorno, e poi 12 mesi di terapia coadiuvante con temozolomide con un ciclo di 7 giorni e 23 giorni di riposo.

La radioterapia era difficile da tollerare verso la fine. Perché non mi piaceva vedere i miei capelli cadere e così ho deciso di rasare i capelli a zero. La chemioterapia, tuttavia, non è stata troppo difficile da tollerare, e sono tornato piano piano al mio lavoro gradualmente verso la fine del trattamento.

Dopo quello che mi è successo ho riconosciuto quanto sono stato benedetto. Ho avuto una sorta di risveglio.

Ho iniziato a prendermi cura della mia salute in modi che non avrei mai creduto possibile. Non ho più procrastinato. Non metto più nulla in attesa. L'esperienza ha dato a "vivere la vita" un significato completamente nuovo per me. Ho ricevuto molti miracoli durante il mio viaggio. Anche se non tutto è stato facile, soprattutto all'inizio, posso dire che la mia diagnosi, seppur dura, alla fine, mi ha salvato.

Comprendere i tumori cerebrali

I tumori cerebrali vengono classificati come primari o metastatici. I tumori primari sono crescite cancerogene che partono direttamente dai tessuti del sistema nervoso centrale (SNC), cioè dal cervello e dal midollo spinale. Questi tumori possono diffondersi ad altre parti del cervello o della colonna vertebrale ma raramente si diffondono ad altre parti del corpo. Esistono più di 120 tipi di tumori cerebrali primari, che prendono il nome dai tipi di cellule o dalle parti del cervello da cui provengono.

I tumori metastatici (o secondari), d'altra parte, derivano da tumori che prima si sviluppano in un'altra parte del corpo (come seno, colon, reni, polmoni o pelle) e poi si diffondono nel sistema nervoso centrale. I tumori cerebrali metastatici prendono il nome dalla posizione in cui hanno origine. I tumori cerebrali secondari sono circa quattro volte più comuni dei tumori cerebrali primari.

I tumori cerebrali sono anche classificati come benigni (cioè non maligni) o maligni. I tumori cerebrali benigni non sono cancerosi. Crescono lentamente e si diffondono raramente. Tuttavia, anche i tumori benigni possono essere pericolosi. Poiché il cervello è racchiuso in un contenitore rigido (il cranio), non c'è spazio per far crescere una massa tumorale. Man mano che un tumore (anche un tumore "benigno") cresce, aumenta la pressione intracranica e comprime tutto ciò che lo circonda, e questo processo può portare a problemi neurologici e persino alla morte. Fortunatamente, ci sono stati molti progressi nel trattamento dei tumori cerebrali benigni.

I tumori maligni del cervello sono cancerosi. In genere crescono rapidamente e invadono i tessuti cerebrali sani circostanti. Questi tumori sono pericolosi per la vita.

Metastatico: ha a che fare con la metastasi, che è la diffusione del cancro dal sito primario (luogo in cui è iniziato) ad altri punti del corpo.

La classificazione dei tumori del sistema nervoso centrale dell'Organizzazione mondiale della sanità (OMS), in inglese World Health Organisation (WHO), è il sistema diagnostico standard e universalmente utilizzato. Pubblicate nel 2016, le più recenti linee guida dell'OMS hanno unito l'istologia ai test molecolari al fine di creare una diagnosi integrata "a strati". I tre livelli che sono combinati per fare una diagnosi integrata sono:

- **Tipo istologico**: indica il tipo di cellula da cui il tumore ha probabilmente avuto origine. Il tipo di cellula viene normalmente accertato mediante microscopia di sezioni di tessuto bioptico colorato, analisi **immunoistochimica** ed esame della struttura cellulare interna.

- **Grado istologico**: ciò significa una descrizione di un tumore in base al modo in cui le cellule cancerose e i tessuti si presentano al microscopio e la velocità con cui è probabile che le cellule tumorali crescano e si diffondano. Il grado istologico è una misura di malignità. Le cellule tumorali di basso grado assomigliano più alle cellule normali e tendono a crescere e a diffondersi più lentamente rispetto alle cellule tumorali di alto grado. Il sistema di classificazione istologica viene utilizzato per la pianificazione del trattamento.

- **Caratterizzazione molecolare**: questo significa che le analisi molecolari vengono utilizzate per rilevare mutazioni genetiche e **alterazioni epigenetiche** nelle cellule tumorali. Una mutazione genetica è un'alterazione permanente nella sequenza del DNA che costituisce un gene. Le mutazioni variano in dimensioni; possono influenzare qualunque cosa, da un singolo blocco costitutivo del DNA a un ampio segmento di un cromosoma che include più geni. Un'alterazione epigenetica è un cambiamento nella struttura chimica del DNA che non cambia la sequenza di codifica del DNA. Le alterazioni epigenetiche possono causare cambiamenti nell'**espressione genica**.

Immunoistochimica: test di laboratorio che utilizza anticorpi per testare determinati antigeni (marker) in un campione di tessuto. L'immunoistochimica viene utilizzata per diagnosticare malattie come il cancro. Può anche essere usata per aiutare a determinare la differenza tra i diversi tipi di cancro.

Alterazione epigenetica: un cambiamento nella struttura chimica del DNA che non cambia la sequenza di codifica del DNA. Alterazioni epigenetiche si verificano nel corpo quando gruppi chimici chiamati gruppi metilici vengono aggiunti o rimossi dal DNA o quando vengono apportate modifiche alle proteine chiamate istoni che si legano al DNA nei cromosomi. Questi cambiamenti possono verificarsi con l'età e l'esposizione a fattori ambientali, quali dieta, esercizio fisico, droghe e sostanze chimiche.

Cosa significa grado istologico?

A tutti i tumori viene assegnato un "grado", il che significa una classificazione specifica che si riferisce all'attuale velocità di crescita e al potenziale di interferire con le funzioni cerebrali. La valutazione è una determinazione dello stadio in cui si trova il tumore o di quanto sia avanzato (aggressivo) nel suo sviluppo.

La classificazione di uno specifico tipo di tumore può essere descritta come un processo che può essere considerato più una "forma d'arte" che una scienza e in genere comporta una decisione presa da un neuropatologo in seguito a una biopsia. La valutazione può essere alquanto controversa e dipende delle dimensioni del campione bioptico a disposizione del neuropatologo. Una parte del tumore può avere cellule più piccole di grado inferiore, mentre cellule più grandi e più aggressive possono essere presenti in una posizione diversa nel tumore. Inoltre, i tumori inizialmente classificati con un grado basso possono diventare aggressivi nel tempo, cambiando grado anche durante il trattamento. È importante che la tua biopsia venga esaminata da un neuropatologo esperto che ha visto un gran numero di tumori cerebrali, ed è bene richiedere sempre una copia del referto per il tuo registro del trattamento in modo da poter fare confronti con ulteriori future biopsie.

Il sistema WHO (World Health Organisation) ossia il sistema adottato dall'OMS (Organizzazione Mondiale della Salute) classifica tutti i tumori con un grado da I a IV (da 1 a 4). Un grado di I o II indica tumori "benigni" a crescita lenta, mentre un grado di III o IV indica tumori a crescita più rapida che sono considerati "maligni".

Tipi di gliomi

In questo libro, ci concentriamo sui gliomi, una categoria di tumori del SNC che derivano dalle cellule gliali. Le cellule gliali sono le "cellule di supporto" del sistema nervoso centrale, aiutando i neuroni e le cellule nervose a fare il loro lavoro. I Gliomi sono il tipo più comune di tumori cerebrali primari. Le cellule di questi tumori si diffondono ad altri tessuti del SNC.

I tumori che derivano dal tipo di cellule gliali chiamate astrociti (così chiamate perché sono a forma di stella) sono i tumori maligni primari più comuni del sistema nervoso centrale negli adulti. Sulla base delle loro caratteristiche istologiche, questi tumori sono classificati in tre categorie secondo il sistema WHO 2016:

- Astrocitoma diffuso di grado WHO II
- Astrocitoma anaplastico di grado WHO III
- Glioblastoma di grado WHO IV

Espressione genica: il processo mediante il quale un gene viene attivato in una cellula per produrre RNA e proteine. L'espressione genica può essere misurata osservando l'RNA, o la proteina prodotta dall'RNA, o cosa fa la proteina in una cellula.

Gli astrocitomi diffusi di grado WHO II si possono trovare ovunque all'interno del sistema nervoso centrale, ma di solito si sviluppano all'interno degli emisferi cerebrali, in particolare nei lobi temporali frontali. Sebbene questi tumori crescano lentamente e abbiano una bassa attività di divisione cellulare, possono infiltrarsi nelle strutture cerebrali vicine.

Gli astrocitomi anaplastici di grado WHO III crescono più rapidamente e in modo aggressivo, rispetto agli astrocitomi di grado II, proiettandosi nel tessuto circostante. A differenza delle cellule degli astrocitomi di grado II, le cellule degli astrocitomi anaplastici di grado III non sembrano cellule normali e non hanno un aspetto uniforme.

I glioblastomi di grado WHO IV sono i più maligni degli astrocitomi diffusi. Inoltre, i glioblastomi sono i più frequenti e rappresentando il 60% di tutti gli astrocitomi. La maggior parte dei glioblastomi ha origine negli emisferi cerebrali. Questi tumori sono aggressivi, si diffondono nelle regioni vicine del cervello e talvolta anche nel lato opposto. Al microscopio, i glioblastomi hanno un aspetto distintivo che aiuta i neuropatologi a distinguerli dal grado III.

Diffuso: ampiamente diffuso; non localizzato o limitato.

Astrocitoma: un tumore che inizia nel cervello o nel midollo spinale in piccole cellule a forma di stella chiamate astrociti.

Anaplastico: un termine usato per descrivere le cellule tumorali che si dividono rapidamente e hanno poca o nessuna somiglianza con le cellule normali.

Glioblastoma: un tipo di tumore del sistema nervoso centrale in rapida crescita che si forma nel tessuto gliale (di supporto) del cervello e del midollo spinale e ha cellule che sembrano molto diverse dalle cellule normali. Il glioblastoma di solito si verifica negli adulti e colpisce il cervello più spesso che il midollo spinale.

Per ulteriori informazioni sui diversi tipi di tumori del SNC e su come vengono trattati, visitare la sezione sui tumori cerebrali del sito web del National Cancer Institute (NCI). L'NCI è la principale agenzia di ricerca e formazione sul cancro del governo federale degli Stati Uniti. La sezione sui tumori del SNC si trova all'indirizzo: http://www.cancer.gov/types/brain.

I glioblastomi sono essi stessi classificati come primari o secondari. Il glioblastoma primario si presenta senza alcuna evidenza di un precursore. Il glioblastoma secondario deriva da un astrocitoma di grado inferiore.

Non tutti i gliomi diffusi derivano da cellule astrocitarie. I tumori oligodendrogliali diffusi mostrano le caratteristiche delle cellule oligodendrocitarie, che sono un altro tipo di cellule gliali. Gli oligodendrogliomi possono svilupparsi ovunque all'interno del sistema nervoso centrale ma si trovano principalmente nei lobi frontali e temporali degli emisferi cerebrali. Gli oligodendrogliomi di grado WHO II hanno una crescita relativamente lenta. Gli oligodendrogliomi anaplastici di grado WHO III sono maligni ma crescono più lentamente degli astrocitomi anaplastici di grado III.

Marcatori molecolari che definiscono le entità tumorali

Gli studi hanno dimostrato che le alterazioni molecolari nelle cellule tumorali (mutazioni in alcuni geni, cancellazione delle regioni cromosomiche e cambiamenti epigenetici nella struttura del DNA) possono identificare le caratteristiche distintive dei tumori cerebrali. Testando i marcatori molecolari nel tumore al cervello, il team medico può generare un profilo genetico ed epigenetico delle cellule tumorali per ottenere una diagnosi integrata "a strati" che può guidare le scelte terapeutiche.

A tal fine, i tre marcatori molecolari che vengono regolarmente testati per una diagnosi integrata sono i seguenti:

- **Mutazioni in IDH1 e IDH2:** nelle cellule tumorali, le mutazioni nei geni isocitrato deidrogenasi 1 e 2 (IDH1 e IDH2) consentono agli enzimi codificati da questi geni di interferire con il metabolismo cellulare e favorire la crescita dei tumori. Gli studi hanno dimostrato che le mutazioni IDH1 sono presenti in circa l'85% dei glioblastomi secondari di grado IV originati da precedenti gliomi di basso grado ma che raramente sono presenti nei glioblastomi primari. Pur essendo una causa di tumori, le mutazioni di IDH1 e IDH2 sono associate a una sopravvivenza più lunga.

- **Eliminazione congiunta di 1p / 19q**: durante la divisione cellulare, i pezzi di due diversi cromosomi a volte cambiano posto l'uno con l'altro. In alcuni casi, quando si verifica questo raro evento, i pezzi cromosomici vengono eliminati congiuntamente. La codifica di 1p / 19q è un esempio di questo tipo di anomalia cromosomica: una parte del cromosoma 1 viene commutata con il cromosoma 19, quindi vengono rimosse entrambe le parti. Nella classificazione WHO del 2016, l'eliminazione congiunta di 1p / 19q funge da biomarcatore diagnostico per gli oligodendrogliomi. I tumori che hanno l'eliminazione congiunta di 1p / 19q sono più sensibili agli agenti chemioterapici rispetto agli altri e la presenza dell'eliminazione congiunta 1p / 19q è associata a tempi di sopravvivenza più lunghi.

- **Mutazioni H3K27**: si tratta di mutazioni negli istoni - proteine specializzate attorno alle quali viene avvolto il DNA nelle nostre cellule - che possono contribuire alla patogenesi del cancro e di altre malattie genetiche. Queste mutazioni si trovano nella maggior parte dei gliomi diffusi che insorgono nelle strutture cerebrali della linea mediana, come il talamo, il tronco cerebrale e il midollo spinale. I tumori in questi luoghi si verificano principalmente nei bambini ma a volte anche negli adulti. Questi tumori hanno una classificazione di grado WHO IV. Se il tuo esame istologico indica che hai questa mutazione, mettiti in contatto con la Musella Foundation per una nuova terapia specifica che ha come target questa mutazione.

Altri marcatori molecolari che vengono comunemente valutati

Oltre ai marcatori molecolari sopra descritti, ne sono stati identificati altri che non sono essenziali ma possono comunque aumentare l'affidabilità complessiva di una diagnosi e in alcuni casi aiutare a guidare le opzioni di trattamento. Di seguito sono descritti due di questi biomarcatori.

- **Fattore di Metilazione MGMT**: la metiltransferasi della O6-metilguanina-DNA (MGMT) è un enzima riparatore del DNA che protegge le cellule dai danni causati dalle radiazioni ionizzanti e dai farmaci chemioterapici che sono Alchilatori del DNA - ovvero farmaci che possono attaccare un gruppo alchilico del DNA che impedisce al DNA di replicarsi e causa la morte cellulare. Un importante farmaco alchilante è la temozolomide (Temodal), che è un trattamento chemioterapico standard per la cura dei gliomi maligni di alto grado. L'enzima di riparazione MGMT contrasta gli effetti del gruppo alchilico che è stato aggiunto al DNA trasferendo quel gruppo alchilico a se stesso. In alcune persone con gliomi maligni di alto grado, ci sono livelli diminuiti dell'enzima di riparazione MGMT perché gli elementi del DNA che promuovono la produzione dell'enzima di riparazione sono metilati, cioè hanno un gruppo metilico ad essi collegato che li rende meno efficaci. Questo è un fattore positivo perché in queste persone i livelli più bassi dell'enzima di riparazione MGMT possono contrastare in misura inferiore gli effetti dovuti all'uccisione delle cellule tumorali da parte di farmaci come la temozolomide. La presenza della metilazione del promotore MGMT, che può essere determinata mediante test molecolari, è quindi uno dei predittori più importanti di risposta al trattamento con agenti alchilanti. Lo stato della metilazione del promotore MGMT viene utilizzato per guidare le scelte terapeutiche.

- **Amplificazione e mutazioni del recettore del fattore di crescita epidermico**: il fattore di crescita epidermico (EGF) è una proteina che stimola la crescita cellulare legandosi a un recettore, chiamato convenientemente recettore del fattore di crescita epidermico (EGFR). Molti diversi tipi di cancro producono livelli di EGFR anormalmente elevati e quando questi EGFR sono stimolati dalle proteine EGF, causano la divisione e la crescita eccessiva delle cellule tumorali. In circa la metà dei glioblastomi, il gene EGFR è amplificato. Ciò significa che esiste un numero anormalmente elevato di copie del gene EGFR in una cellula, una situazione che può portare alla sovraproduzione della proteina EGFR. Poichè interrompere la produzione di quantità eccessive di EGFR o impedire a EGF di legarsi a quantità eccessive di EGFR potrebbe frenare la crescita delle cellule tumorali, l'EGFR è un bersaglio di una serie di potenziali terapie attualmente in fase di sviluppo.

Dopo la diagnosi di un raro tumore addominale chiamato mesotelioma, il noto biologo evoluzionista e il professor Stephen J. Gould dell'Università di Harvard scrisse una guida per sopravvivere all'esposizione alle statistiche di sopravvivenza. Per leggere il suo famoso saggio del 1985 "Median is not the message", visitare il sito: www.cancerguide.org/median_not_msg.html.

Da quanto tempo c'è il tumore?

Nessuno sa davvero da quanto tempo è presente un particolare tumore. I tumori a crescita lenta possono essere presenti per anni senza causare alcun sintomo. I tumori a crescita rapida possono verificarsi e causare sintomi in un arco di sei mesi o anche meno.

I tumori cerebrali possono essere rimossi chirurgicamente?

In molti casi, i tumori cerebrali possono essere rimossi attraverso un intervento chirurgico. La chirurgia può effettivamente "curare" alcuni tumori di basso grado. Tuttavia, per i tumori di alto grado, la chirurgia non è di per sé una cura, ma consente di guadagnare tempo per dare l'opportunità ad altri trattamenti di funzionare e offre molte possibilità. Ad esempio, un campione di tessuto chirurgico può essere utilizzato per la biopsia e può essere sottoposto a test molecolari e test di resistenza ai farmaci. Inoltre, ci sono alcune terapie che richiedono un precedente intervento chirurgico e la rimozione del tumore. Una di queste terapie è il **Gliadel Wafer**, un wafer dissolvibile impregnato di un agente chemioterapico alchilante che viene impiantato direttamente nel sito di resezione del tumore.

Qualunque tumore può teoricamente essere rimosso, ma il neurochirurgo usa la sua esperienza per esprimere un giudizio sui rischi della rimozione rispetto ai suoi benefici. Ogni tumore al cervello è diverso, ma il neurochirurgo di solito può prevedere se e quanto danno neurologico si verificherà in seguito all'intervento. Poiché la chirurgia dei tumori cerebrali di alto grado non è una cura, a volte i tumori cerebrali sono considerati inoperabili se il danno neurologico atteso derivante dalla chirurgia creerebbe conseguenze inaccettabili per il paziente.

Nella chirurgia del cervello, l'esperienza conta MOLTO. I neurochirurghi che hanno operato su molti tumori di solito possono rimuovere il tumore, con minori effetti collaterali, rispetto ai neurochirurghi che hanno poca esperienza. È anche molto probabile che neurochirurghi esperti in tumori cerebrali abbiano accesso agli ultimi strumenti chirurgici ad alta tecnologia. In generale, maggiore quantità del tumore viene rimosso, migliore sarà il risultato. Ecco perché una delle singole decisioni più importanti che dovete prendere è DOVE e CHI effettuerà l'intervento chirurgico al cervello. Un neurochirurgo più esperto può considerare relativamente facile ciò che un altro neurochirurgo potrebbe considerare inoperabile.

Tuttavia, tenete presente che alcuni neurochirurghi possono essere eccessivamente aggressivi. Discutere i rischi attesi dell'intervento per assicurarsi che il neurochirurgo comprenda le vostre opinioni su quanto aggressivo desiderate che sia sul vostro tumore.

Gliadel Wafer: un wafer biodegradabile che viene utilizzato per trasportare il farmaco antitumorale direttamente nel sito del tumore cerebrale dopo che il tumore è stato rimosso attraverso un intervento chirurgico.

Se si desiderate visualizzare le statistiche sulla sopravvivenza dei diversi tumori cerebrali, visitate il sito Web del registro centrale dei tumori cerebrali degli Stati Uniti: www.cbtrus.org/factsheet/factsheet.html.

Mentre negli Stati Uniti ci sono oltre 4500 neurochirurghi, solo 125 (circa) sono considerati esperti nella rimozione dei tumori cerebrali, avendo eseguito questi delicati interventi chirurgici almeno 25 volte l'anno. Poiché la scelta di un neurochirurgo esperto può influire notevolmente sull'esito dell'intervento di rimozione del tumore e sul vostro recupero, ottenere una seconda opinione su quale neurochirurgo scegliere è di vitale importanza.

Quali sono le statistiche di sopravvivenza per i pazienti con tumori cerebrali?

Nessuno sa quanto tempo vivrai con il tuo tumore al cervello. Le statistiche sono uno strumento utilizzato per confrontare i trattamenti e per descrivere ciò che è accaduto in passato a gruppi di persone con il tuo tipo di tumore. Le statistiche non possono prevedere per quanto tempo vivrà una singola persona.

Ci sono due importanti statistiche sulla sopravvivenza che troverai comunemente nelle ricerche sui tumori cerebrali: sopravvivenza globale (OS) e sopravvivenza libera da progressione (PFS). La sopravvivenza globale OS è il tempo medio di sopravvivenza di un gruppo in studio, ad esempio 1 o 2 anni. Solo perché viene riportata una statistica di sopravvivenza di 1 o 2 anni non significa che vivrai per 1 o 2 anni. Significa che in media le persone descritte in quella particolare ricerca hanno vissuto per quel periodo di tempo.

La PFS è descritta come percentuale di persone che raggiungono una determinata data obiettivo senza avere una progressione del tumore – ad esempio 6 mesi o 1 anno - o come numero medio di mesi prima che ci sia una progressione del tumore per l'intero gruppo. Progressione significa recidiva del tumore. Le statistiche di sopravvivenza OS e PFS sono comunemente utilizzate nella ricerca medica e puoi confrontare i trattamenti guardando ad entrambi i numeri. Riteniamo che la PFS sia la statistica di sopravvivenza più importante perché dopo che le persone sperimentano la progressione del tumore, di solito passano ad altri trattamenti. In questi casi, basarsi sulla statistica di sopravvivenza OS per valutare un trattamento può essere fuorviante.

Quando leggi le statistiche sulla sopravvivenza, tieni presente che non prendono in considerazione molti fattori che sono estremamente importanti caso per caso, come l'età, la salute generale, la dimensione del tumore e la posizione all'interno del cervello, la percentuale di tumore rimosso da parte del neurochirurgo e molto altro, compreso l'accesso ad esperti per la cura dei tumori cerebrali.

Le tecnologie chirurgiche e la capacità di diagnosticare accuratamente i tumori cerebrali sono notevolmente migliorate e gli studi clinici in corso stanno aprendo la strada a nuovi e migliori trattamenti. La tua capacità di sfidare le statistiche di sopravvivenza dipenderà in gran parte da quanto ti affiderai a un team medico che non sia influenzato negativamente da questi numeri.

Cerca di evitare i medici che hanno una visione pessimistica e potrebbero non essere aggiornati sui nuovi trattamenti disponibili. I medici associati e in contatto con i principali centri medici per il trattamento dei tumori cerebrali sono la migliore difesa contro le statistiche di sopravvivenza e miglioreranno la tua capacità di rimanere positivo durante il tuo viaggio attraverso il trattamento del tuo tumore.

Cerca persone con il tuo tipo di tumore che conducono una vita normale. Queste persone ti dimostrano che nessun tipo di tumore è completamente senza speranza. Partecipa a gruppi di supporto online e nel mondo reale, discussi in seguito in questa guida, per incontrare altri che hanno passato i tuoi stessi problemi ma che ora stanno bene. È importante vedere e riconoscere che ci sono persone con tumori cerebrali che stanno bene.

Quindi ricordati che:

- I tumori cerebrali metastatici (secondari) sono circa quattro volte più comuni dei tumori cerebrali primari.

- Le più recenti linee guida dell'OMS hanno unito l'istologia ai test molecolari al fine di creare una diagnosi integrata "a strati".

- Testando i marcatori molecolari, il team medico può generare un profilo delle cellule tumorali che consente una diagnosi integrata "a strati" e può aiutare a guidare le scelte terapeutiche.

- La singola decisione più importante che devi prendere è DOVE e da CHI ricevere il trattamento.

- Le statistiche di sopravvivenza non possono prevedere per quanto tempo vivrà una persona. Sono uno strumento per confrontare le opzioni di trattamento.

- Devi trovare un team medico che non sia influenzato negativamente dalle statistiche di sopravvivenza.

Storia di un sopravvissuto #3

Ora sono un sopravvissuto da sette anni di un tumore al cervello. Ricordo di essere stato seduto al pronto soccorso nel maggio 2009 quando un'infermiera mi diede un sedativo per tenere sotto controllo il mio tremore prima di trasportarmi nella stanza per la risonanza magnetica. L'immagine della tomografia mostrava una lesione che sarebbe stata successivamente diagnosticata come astrocitoma anaplastico. In quel momento, ero un ingegnere biomedico di 23 anni che lavorava per un'azienda di dispositivi medici, mi ero trasferito da poco con la mia ragazza ed ero sempre stato in salute. Tutto era cambiato. Nell'arco di una notte sono diventato un malato di cancro.

Gli eventi che seguirono la mia diagnosi furono confusi. Dopo la neurochirurgia per rimuovere il tumore eseguita con una procedura chiamata craniotomia "da sveglio" - durante la quale il neurochirurgo mi ha fatto test verbali per vedere quali aree del cervello erano state colpite dal tumore - ho iniziato il trattamento, che includeva la radioterapia e la concomitante chemioterapia con temozolomide (Temodal).

Dopo il trattamento iniziale, ho iniziato la terapia adiuvante con temozolomide con cicli di 5 giorni e 23 giorni di riposo. Durante la terapia adiuvante ho avuto la fortuna di non subire ritardi dovuti alla comparsa di effetti collaterali come la neutropenia (un numero anormalmente basso di globuli bianchi).

Dopo un anno ho avuto paura di avere una ricorrenza e la seconda opinione di un esperto è stata preziosa per evitare un secondo intervento chirurgico. Mi sono quindi trovato in uno stato e in una città nuovi con la mia fidanzata che iniziava la scuola medica. Stavo cercando un lavoro, continuando con cicli di temozolomide e cercando di rispondere alla domanda sempre presente nella mia mente: cosa voglio fare della mia vita? Ironia della sorte, non ero mai stato molto introspettivo prima che mi venisse diagnosticato un tumore cerebrale e prima che la mia scala dei tempi cambiasse drasticamente. La risposta che mi è venuta è che volevo che la mia vita avesse più significato. Sembra un po' ridicolo e drammatico, ma è stato davvero così che mi sentivo. E così l'anno successivo ho iniziato a fare volontariato in cliniche mediche e ospedali mobili in quartieri mal serviti. Alla fine tutto questo è culminato nella mia decisione di diventare un medico e fornire assistenza a coloro a cui è stato diagnosticato un cancro. La mia motivazione proveniva da un forte desiderio di ricambiare la sincera compassione e il sostegno che ho ricevuto durante il trattamento del mio tumore al cervello.

Sei anni dopo e una ventina di risonanze pulite, mi sono laureato presso la facoltà di medicina e ora sono nell'ultimo anno della mia specializzazione nel campo della radio oncologia. Nella vita ho trovato un appagamento che altrimenti non avrei avuto. Il futuro è sempre incerto, per i sopravvissuti di cancro e per tutti gli altri, e sto ancora imparando a bilanciare il vivere il momento con la necessità di pianificare il futuro. Coloro a cui è stato diagnosticato un tumore al cervello possono percorrere percorsi molto diversi, ma siamo tutti sopravvissuti a partire dal primo giorno.

Come vengono diagnosticati i tumori cerebrali

La diagnosi di un tumore al cervello richiede un'attenta valutazione del paziente seguita da imaging del cervello e possibilmente di altre parti del corpo. Se l'imaging al cervello identifica una massa sospetta, il passo successivo è ottenere un campione di tessuto mediante chirurgia o biopsia per analisi istopatologiche e molecolari da parte di un neuropatologo. Senza l'esame di un campione di tessuto da parte di un neuropatologo, il tumore al cervello non può essere diagnosticato.

La valutazione di un paziente con sospetto tumore al cervello dovrebbe includere un'anamnesi dettagliata del paziente, un esame neurologico completo e un esame generale degli altri sistemi del corpo umano. La maggior parte dei pazienti con gliomi maligni di alto grado non ha una storia familiare di tumori cerebrali.

Un esame neurologico di base di un paziente con sospetto tumore al cervello dovrebbe includere le seguenti attività:

- Test per il movimento degli occhi, la reazione della pupilla e i riflessi oculari;
- Test della visione ed esame del nervo ottico;
- Test dell'udito;
- Test dei riflessi muscolari involontari;
- Test di equilibrio e coordinamento;
- Verifica del senso del tatto usando oggetti appuntiti e contundenti;
- Test di muscoli facciali, movimenti della lingua e riflessi del vomito;
- Esame dello stato mentale e test della memoria.

Quando c'è una lesione al cervello, i sintomi possono derivare da un eccesso di liquido (edema) o da una maggiore pressione intracranica all'interno del cranio. Sintomi specifici possono anche derivare dalla posizione della lesione.

I sintomi più comuni che si presentano nei gliomi di alto grado includono:

- Mal di testa (dal 50% al 60% dei pazienti);
- Convulsioni (dal 20% al 50% dei pazienti);
- Deficit neurologici focali come perdita di memoria, debolezza motoria, afasia (difficoltà nel parlare o comprendere il linguaggio), sintomi visivi e cambiamenti cognitivi e di personalità (dal 10% al 40%).

I deficit neurologici focali sono più comuni nei gliomi di alto grado che in quelli di basso grado. Al contrario, le convulsioni sono meno comuni con i gliomi di alto grado rispetto ai gliomi di basso grado.

Imaging al cervello prima della chirurgia

Lo studio dell'imaging aiuta a identificare e localizzare le masse cerebrali e offre indizi sul tipo di massa presente. L'imagine è utile nella diagnosi di alcune complicanze delle masse cerebrali, come l'idrocefalo e l'emorragia.

Una risonanza magnetica cerebrale (RM) con mezzo di contrasto è spesso l'unico esame richiesto prima dell'intervento. I pazienti con una controindicazione alla risonanza magnetica cerebrale devono sottoporsi a tomografia computerizzata (CT) con mezzo di contrasto.

L'urgenza di una valutazione neurochirurgica per un sospetto tumore al cervello dipende dalla stabilità clinica del paziente, dalla gravità dei sintomi, dalle dimensioni e dalla posizione del tumore. I pazienti con tumori sintomatici di grandi dimensioni, compresi quelli con segni e sintomi di elevata pressione intracranica, necessitano di una valutazione in emergenza e di attenzione neurochirurgica.

I pazienti con tumori più piccoli o con sintomi minimi possono spesso essere valutati in modo sicuro ed efficace in ambito ambulatoriale.

Tutto sull'imaging cerebrale

L'imaging cerebrale consente ai medici di farsi un'idea di ciò che sta accadendo all'interno della scatola cranica. Nessuna scansione è accurata al 100% e tutte sono aperte all'interpretazione. Più il medico ha esperienza nell'interpretazione delle scansioni cerebrali, più si può essere sicuri dei risultati di tale interpretazione. Come già detto, è una buona idea farsi fare una copia personale dei CD e del referto di radiologia. È possibile condividere questi documenti con il proprio team medico per assicurarsi che siano d'accordo sull'interpretazione. Avere copie delle scansioni sarà anche utile se avrete bisogno di una seconda opinione da parte di un altro centro di trattamento dei tumori cerebrali, o se i file originali vengono persi, come accade più spesso di quanto si possa immaginare.

Una TC (o TAC, un tomogramma assiale computerizzato, in inglese CT ossia computerized tomography) utilizza i raggi X per generare un'immagine al computer della sezione trasversale della testa. Di solito, un mezzo di contrasto (un colorante) viene iniettato nel braccio a metà del test per mettere meglio in evidenza il tumore. Una scansione TC può essere fatta velocemente ed è molto più economica di risonanza magnetica. Una TAC mostra alcune cose molto bene, come sanguinamento nel cervello e segni di gonfiore, e talvolta viene utilizzata per pianificare interventi chirurgici e radioterapia. Dal momento che le scansioni TC utilizzano i raggi X, c'è un piccolo rischio associato al loro utilizzo, quindi di solito si fanno solo quando assolutamente necessarie, specialmente nei bambini. Se si esegue una TAC su un bambino è bene chiedere al tecnico di radiologia se il livello di dosaggio dell'esposizione può essere ridotto in modo da essere adatto ai bambini. Su alcuni scanner TC di vecchia generazione, tale riduzione non è possibile. In questi casi, è necessario recarsi in una diverso laboratorio di radiologia.

Una risonanza magnetica (RM o MRI magnetic resonant imaging) utilizza il magnetismo e le onde radio per creare una   immagine dell'interno della testa. È più dettagliata di una TAC e di solito è preferibile quando si deve diagnosticare un tumore al cervello. Una scansione MRI troverà tumori più piccoli di una TAC.

Per le scansioni MRI si utilizza un agente di contrasto diverso rispetto a quello utilizzato nella scansioni CT, quindi se si dispone di un reazione allergica al colorante utilizzato per una TAC, di solito è possibile utilizzare l'agente di contrasto

per una scansione MRI (e viceversa). A volte non è possibile eseguire una scansione MRI se è presente metallo nel corpo. Se c'è del metallo nel tuo corpo, fallo presente quando fissi un appuntamento in modo che i tecnici possano determinare se la scansione è sicura. Oltre al problema del metallo e a un piccolo rischio per l'agente di contrasto, le scansioni MRI sono ritenute sicure.

Esistono molti tipi di RM disponibili. Ecco alcuni tra i più importanti:

- MRA (angiografia a risonanza magnetica) mostra i dettagli dei vasi sanguigni.

- MRS (spettroscopia di risonanza magnetica) mostra la composizione chimica del cervello, che a volte può essere utilizzata per distinguere necrosi da radiazioni, cervello normale, gonfiore e lesione tumorale. Talvolta l'MRS può distinguere tra tumori di grado basso e grado elevato, una distinzione che è utile quando si deve selezionare l'area migliore per una biopsia. L'MRS può anche rilevare se un trattamento sta funzionando molto più rapidamente rispetto alla normale risonanza magnetica, e il confronto di scansioni MRS ripetute può essere particolarmente utile per monitorare lo stato del tumore. La MRS è disponibile nella maggior parte dei centri di trattamento dei tumori al cervello e sta iniziando a diventare disponibile ovunque.

- fMRI (RMI funzionale) misura il flusso sanguigno nel cervello e viene utilizzata per mappare quali aree del cervello controllano quali funzioni. Ad esempio, se il tumore è vicino all'area del parlato, ti verrà chiesto di parlare mentre la scansione viene eseguita per evidenziare le aree che usi mentre parli e per vedere se il tumore invade quell'area.

- La risonanza magnetica a diffusione, che misura il movimento dell'acqua nel cervello, può essere utilizzata per determinare l'efficacia del trattamento.

- La PET (tomografia ad emissione di positroni) utilizza una piccola quantità di sostanza radioattiva iniettata nel braccio. La PET mostra come ogni area del cervello sia metabolicamente attiva in base alla quantità di glucosio utilizzata. Le differenze nell'attività metabolica possono aiutare a distinguere il cervello normale dalle aree colpite da un tumore cerebrale. L'uso delle scansioni PET non è disponibile ovunque ed è costoso.

Screening di malignità sistemica

La probabilità che una lesione sia metastatica deve essere valutata prima di procedere alla biopsia o all'intervento chirurgico. I tumori cerebrali metastatici sono più comuni dei tumori cerebrali primari negli adulti. Sebbene i tumori cerebrali metastatici di solito si manifestano nel contesto di un tumore sistemico noto, possono anche verificarsi come il primo segno di un tumore sistemico.

Se qualsiasi aspetto della valutazione clinica o neurodiagnostica suggerisce che un tumore al cervello è una lesione metastatica piuttosto che primaria, dovrebbe essere eseguita una valutazione sistemica, inclusa la TC del torace, dell'addome e del bacino.

Ottenere un campione del tessuto tumorale

Una diagnosi accurata di un tumore al cervello richiede un campione del tessuto tumorale adeguato per l'analisi istopatologica e molecolare. Questo campione può essere ottenuto mediante chirurgia a cielo aperto o mediante biopsia stereotassica. Poiché la resezione è il tipo di intervento chirurgico raccomandato per gliomi di alto grado, i pazienti saranno sottoposti a biopsia al momento dell'intervento. Il paziente viene sottoposto a una craniotomia (apertura del cranio) e prima di rimuovere il tumore, il neurochirurgo di solito effettua una biopsia di una sezione del tumore che viene congelata per poi ottenere una diagnosi operativa. Questo campione di tessuto viene rapidamente congelato e colorato in modo da poter completare l'esame microscopico mentre il paziente è ancora in anestesia.

Dopo l'intervento chirurgico, l'intero tumore rimosso viene inviato al neuropatologo per l'esame finale, durante il quale i campioni di tessuto vengono permanentemente conservati in paraffina.

Alcuni pazienti non sono candidati alla resezione chirurgica perché il tumore si trova vicino a strutture cerebrali critiche, come quelle responsabili dei sensi o del parlato, o perché il paziente è in cattive condizioni cliniche.

In questi pazienti, una diagnosi tissutale può essere generalmente ottenuta mediante biopsia stereotassica. Il tumore è localizzato mediante TC o risonanza magnetica utilizzando una cornice montata sulla testa o un altro sistema che fornisce coordinate di riferimento tridimensionali. Le immagini e le coordinate CT o MRI vengono utilizzate per guidare un ago verso il tumore attraverso una piccola apertura nel cranio. Il tessuto di una sezione viene congelato ed esaminato per confermare o meno il tumore e altri campioni di tessuto vengono prelevati e conservati permanentemente in paraffina.

Il team medico

- Il tuo team medico includerà diversi esperti con esperienza in diverse specialità mediche. Queste diverse specialità potrebbero essere la neuro-oncologia (il trattamento medico dei tumori cerebrali), neurologia (trattamento del sistema nervoso, ossia cervello e midollo spinale), chirurgia, radiologia (MRI / CT), radioterapia e patologia (lo studio del tessuto). La composizione del team medico varierà a seconda del tipo e della posizione del tumore e potrà includere diversi specialisti. È essenziale che il team medico includa gli esperti che hanno avuto esperienze specifiche nel trattamento dei tumori cerebrali.

- Un oncologo tratta molte forme di cancro; tuttavia, non tutti gli oncologi sono esperti nel trattamento dei tumori cerebrali. Come parte del tuo team medico, il tuo oncologo generale può aiutarti ad ottenere seconde opinioni e ricercare le opzioni di trattamento disponibili, ma lui o lei dovrebbe indirizzarti a un neuro-oncologo esperto nel trattamento dei tumori cerebrali. La maggior parte dei neuro-oncologi sono anche neurologi, cioè curano i disturbi del sistema nervoso (alcuni hanno anche iniziato come oncologi generali) oltre che i tumori. È importante che tu stabilisca se ha esperienza nel trattamento del tuo specifico tipo di tumore ed è aggiornato sui progressi sia in chirurgia che nei trattamenti alternativi. Se un neuro-oncologo non è disponibile nella tua zona, affidati almeno ad un oncologo esperto.

- Un neurochirurgo è un medico che esegue un intervento chirurgico che coinvolge il sistema nervoso, in genere specializzato nella chirurgia di una particolare area o sistema, come la colonna vertebrale. Prima di prendere in considerazione qualsiasi intervento chirurgico, è importante conoscere il livello di esperienza del tuo neurochirurgo, optando per una seconda opinione (preferibilmente) da un neurochirurgo associato a un importante centro di trattamento dei tumori al cervello. Mentre alcuni neurochirurghi praticano anche la neuro-oncologia e sovrintendono alla somministrazione di trattamenti chemioterapici, la maggior parte di essi si limita alla terapia chirurgica e alle cure di follow-up.

- Un neuro-radiologo è uno specialista nella lettura e interpretazione di scansioni MRI e TC che coinvolgono il sistema nervoso. Le tue scansioni MRI o TC dovrebbero sempre essere riviste da un neuro-radiologo esperto di tumori nel cervello.

- Un radio-oncologo è specializzato nella somministrazione di trattamenti di radioterapia e dovrebbe lavorare in collaborazione con il neurooncologo o il chirurgo per progettare in modo adeguato la durata e l'intensità della radioterapia.

- Dovresti prendere in considerazione altri specialisti per le cure complementari durante il trattamento e il recupero, come:

-

- Specialisti in riabilitazione (logopedista, terapista occupazionale);
- Neuropsicologi e psichiatri;
- Endocrinologi;
- Oftalmologi (oculisti);
- Dentisti (particolarmente importanti prima della chemioterapia);
- Farmacisti;
- Nutrizionisti;
- Il gruppo di medici del tuo ospedale che potrebbero effettuare la revisione della scheda relativa al trattamento del tuo tumore.

Per le ultime notizie sui trattamenti del tumore al cervello, visitare regolarmente la pagina delle notizie sul sito Web della Musella Foundation e iscriversi al gruppo "Brain Tumor News Blast". Visitare il sito Web: www.virtualtrials.com/news.cfm.

Quali domande dovrei fare al mio team medico?

- Che tipo di tumore al cervello ho?
- Qual è il grado del mio tumore al cervello?
- Sono necessari ulteriori test?
- Quanti tipi di tumore come questo trattate ogni anno?
- La commissione per i tumori cerebrali esaminerà il mio caso? Quante volte?
- Dove mi consiglieresti di ottenere un secondo parere di conferma?
- Hai informazioni scritte sul mio tipo di tumore al cervello?
- In che modo il tumore al cervello influirà su di me?
- Quali sono le mie opzioni di trattamento?

- Quale trattamento mi consigliate? Perché?
- A quali studi clinici mi posso qualificare e quale mi consigliate?
- Mi potete consigliare un oncologo specializzato in questo tipo di tumore al cervello?
- Quali altri specialisti seguiranno le mie cure?
- Qual è la tempistica dei trattamenti?
- Dove riceverò il trattamento?
- Sarò in grado di guidare per andare a fare i trattamenti?
- La mia assicurazione medica copre questo tipo di trattamento?
- In che modo questo tipo di trattamento influirà sul mio lavoro?
- Dovrò richiedere la disabilità? Disabilità della previdenza sociale?
- Dovrò assumere farmaci? In tal caso, quali tipi e con quale frequenza?
- Ci sono effetti collaterali? Che tipo?
- Ci sono effetti collaterali a breve e lungo termine?
- Come si possono gestire gli effetti collaterali? Con delle medicine? Con la fisioterapia?
- La mia qualità della vita cambierà? Cosa succederà?
- Vedrò un cambiamento nella mia personalità? Appetito? Abitudini del sonno? Memoria?
- Cosa posso aspettarmi prima, durante e dopo il trattamento?
- Qual è il piano di follow-up se questo trattamento non funziona?
- Con quale frequenza avrò bisogno di imaging di follow-up? Che tipo di scansioni?
- Pensate che dovrei frequentare un gruppo di supporto ora? Ci sono gruppi di supporto nelle vicinanze?

Quindi ricordati di:

- Ottenere copie delle tue scansioni cerebrali (CD) e dei loro referti e condividile con altri membri del tuo team medico per assicurarti che siano d'accordo con le interpretazioni.

- Comprendere le diverse funzioni dei membri del team medico.

- Assicurarti che i membri del tuo team medico abbiano esperienza specifica nel trattamento dei tumori cerebrali.

- Usando le domande in questo libro come guida, preparare il tuo elenco di domande, assicurandoti di chiedere ai membri del tuo team medico le diverse opzioni di trattamento.

Storia di un sopravvissuto #4

La storia del mio tumore al cervello è iniziata alla fine del 2006, quando ho sofferto di una serie di crisi debilitanti. Tali sintomi di solito comporterebbero un trattamento di emergenza, ma il mio caso è stato complicato dal fatto che avevo sofferto di epilessia fin dall'infanzia. Era stata tenuta sotto controllo con i farmaci e nel 2006 non avevo avuto crisi da anni. Tuttavia, i miei medici hanno attribuito questi nuovi attacchi alla mia vecchia epilessia. I farmaci furono aumentati ma le convulsioni peggiorarono progressivamente. Un giorno all'inizio del 2007, mi sono svegliato con la metà destra del mio viso paralizzata, con rigidità generalizzata sul lato destro del mio corpo. Mia moglie mi ha portato al pronto soccorso. Ho subito una TAC, che ha mostrato una grande lesione nel mio lobo frontale sinistro lungo la zona del controllo motorio.

Nel febbraio 2007, sono stato operato e il mio tumore è stato completamente rimosso. Prima dell'operazione, il chirurgo aveva richiesto il mio permesso di essere il più aggressivo possibile (permesso concesso) ma mi ha avvisato di essere preparato a eventuali conseguenze, compresa la possibilità di paralisi di una parte del corpo. In realtà, i miei unici problemi postoperatori erano simili a quelli preoperatori: paralisi facciale, debolezza del lato destro e afasia minore. Questi problemi si sono gradualmente ridotti nelle settimane, nei mesi e negli anni successivi all'operazione.

Sono stato mandato a casa in attesa del risultato dell'esame patologico, che è arrivato in pochi giorni. La diagnosi era glioblastoma, una conclusione confermata da altri due laboratori, che hanno analizzato in modo indipendente il tessuto tumorale su vetrini di paraffina. Ho ricevuto la solita prognosi per questa malattia: quasi certa ricorrenza entro 1 anno, con probabilità scarse di sopravvivere più di 3 anni. Test molecolari hanno riferito che lo stato MGMT del mio tumore era non metilato, il che significava che il mio tumore aveva meno probabilità di rispondere alla chemioterapia con agenti alchilanti come la temozolomide (Temodal).

Ho cercato opzioni terapeutiche. In quel momento vivevo all'estero, e quella che ora è la terapia standard per il trattamento del glioblastoma non era ancora ampiamente applicata.

Tuttavia ho trovato e letto il famoso articolo di Stupp et al intitolato "Radioterapia più temozolomide concomitante e adiuvante per il glioblastoma", che aveva mostrato benefici con la somministrazione concomitante di temozolomide giornaliera durante un periodo di radioterapia di 6 settimane seguito da terapia adiuvante con temozolomide. Ho trovato due oncologi che erano disposti a offrirmi questa terapia e ho iniziato subito.

Anche prima della radioterapia, avevo iniziato a leggere tutto ciò che potevo trovare sui tumori cerebrali, cercando modi per migliorare le mie probabilità di sopravvivenza. Il sito web PubMed (www.pubmed.com), l'indice degli articoli medici della National Library of Medicine pubblicato in tutto il mondo, era una risorsa inestimabile. Ad un certo punto sono inciampato sul sito web della fondazione Musella, virtualtrials.com, che mi ha fornito molte importanti informazioni sulla mia malattia. Ho trovato la storia di Ben Williams su quel sito web particolarmente interessante e la logica alla base del suo approccio terapeutico avvincente. Ho letto il libro di Ben e i suoi aggiornamenti periodici, che hanno portato a uno scambio di email, seguito da diverse conversazioni telefoniche. Durante tutto il mio calvario Ben è stata una preziosa fonte di conoscenza e supporto, come lo è stato per molti altri pazienti.

Mi trovavo nella condizione fortunata di aver avuto una resezione totale del mio tumore al cervello. Tuttavia, ero consapevole che le probabilità di recidiva entro 1 anno erano estremamente elevate e che un tumore ricorrente è più difficile da controllare rispetto a un tumore di nuova diagnosi a causa della sua resistenza acquisita alle terapie di prima linea. Il mio obiettivo, quindi, è diventato quello di rimandare la ricorrenza il più a lungo possibile e di farlo con tutti i mezzi a mia disposizione. L'approccio che ho seguito è stato la falsariga di quello sostenuto da Ben Williams: bloccare diversi meccanismi di crescita tumorale mediante un "cocktail" di agenti che hanno mostrato prove di efficacia contro il glioblastoma o altri tipi di cancro.

Durante le 6 settimane di radiazioni, ho avuto molto tempo per iniziare a pianificare la prossima fase di trattamento. Il mio oncologo ha proposto 8 cicli di 28 giorni di temozolomide secondo il programma standard di somministrazione dei farmaci nei giorni da 1 a 5 di ciascun ciclo seguito da 23 giorni liberi. Avevo letto che questo programma forniva un beneficio limitato a persone come me, il cui stato di MGMT tumorale non era metilato. Ma ci sono state alcune risposte positive di esperimenti che prevedevano un programma giornaliero (metronomico) a basse dosi, in cui lo stato non metilato aveva avuto meno influenza sugli esiti della terapia con temozolomide.

Sulla base di queste ricerche ho fatto pressioni sul mio team medico per provare il programma metronomico che è stato preso in considerazione. Nel 2007 il bevacizumab (Avastin) stava diventando popolare come trattamento sperimentale per il glioblastoma ricorrente. Bevacizumab è un farmaco anti-angiogenesi che inibisce la crescita di nuovi vasi sanguigni per nutrire il tumore. Sulla base dei risultati positivi di vari studi iniziali, volevo aggiungere bevacizumab alla terapia metronomica proposta per la temozolomide. Questo approccio altamente anti-angiogenico mi è sembrato attraente perché aveva il potenziale di prevenire la ricorrenza ritardando la crescita dei vasi sanguigni nell'area del tumore. Ho discusso l'idea con alcuni neuro-oncologi di spicco in tutto il mondo e ho ricevuto incoraggiamento da molti di essi. I medici di un particolare centro oncologico erano particolarmente entusiasti e si sono generosamente offerti di scrivere lettere di supporto per il mio piano. Con l'aiuto di un ricercatore, ho redatto una proposta per il mio piano di trattamento bevacizumab / metronomico temozolomide, che ho presentato ai miei oncologi.

Erano interessati a vedere se un tale piano di trattamento potesse funzionare in un caso come il mio. A condizione che firmassi un modulo di consenso, erano disposti a inviare la proposta al comitato di revisione interno dell'ospedale, che lo ha approvato come esperimento individuale.

Le cose stavano andando bene, ma volevo perseguire una strategia più aggressiva e ho aggiunto la clorochina alla terapia, dopo aver letto articoli che dimostravano che migliorava i risultati della chemioterapia. Allo stesso tempo ho deciso di assumere il verapamil, che poteva potenzialmente inibire l'estrusione di agenti chemioterapici da parte delle cellule tumorali e aiutare a prevenire resistenza ai farmaci. Un'altra aggiunta è stata l'aspirina (200 mg / die), principalmente come profilassi contro i coaguli di sangue di bevacizumab, ma che ha anche potenziali effetti anticancro. Anche il farmaco celecoxib è stato incluso nelle prime fasi poiché vi erano stati risultati promettenti in piccoli studi clinici nel trattamento di tumori cerebrali e altri tipi di tumore. Prima di proseguire avevo compilato un elenco di oltre 60 agenti che potevano potenzialmente contribuire alla terapia, che si dividevano in tre categorie: (a) avevano mostrato efficacia contro alcune forme di cancro, sia in ambito clinico che preclinico; (b) si erano mostrati capaci di agire in modo sinergico con la chemioterapia o altre sostanze già presenti nella mia terapia; o (c) avevano dimostrato effetti positivi nel potenziamento del sistema immunitario. L'elenco è stato infine ridotto a 27 sostanze, molte delle quali erano integratori naturali, per esempio, estratto di tè verde, estratto di papaia fermentata, olio di pesce omega-3, resveratrolo, melatonina, estratti di funghi, selenio e così via.

Con poche eccezioni, le mie scansioni MRI sono state pulite dall'estate del 2007. Ci sono state un paio di preoccupazioni durante i primi 2 anni, con immagini che mostravano piccoli gradi di attività dentro e intorno alla cavità tumorale. Ma queste anomalie, che potevano indicare la ricorrenza, erano probabilmente dovute a danni da radiazioni. In ogni caso sono scomparse nel tempo. Ora ho scansioni MRI annuali e per molti anni non sono state rilevate modifiche. Se dovessi tornare indietro, altererei molti dei dettagli nel mio piano di trattamento sulla base delle scoperte fatte negli anni successivi alla mia diagnosi.

Tuttavia, non cambierei il mio approccio terapeutico, ovvero combattere il tumore in modo aggressivo usando contemporaneamente più agenti, inibendo così il maggior numero possibile di percorsi di crescita. Sono passati più di 9 anni dalla mia diagnosi senza segni di ricorrenza. Dopo aver superato il punto di sopravvivenza a 10 anni, passerò dalle scansioni MRI una volta all'anno a scansioni ogni due anni. Credo ancora che il mio approccio sia stato il modo più efficace per curare un glioblastoma. Per altri pazienti con tumori cerebrali, consiglio quindi quanto segue:

- Diventa il più esperto possibile su questa malattia e partecipa alla formulazione del tuo piano di trattamento al meglio delle tue capacità;

- Fai sentire la tua voce;

- Non avere mai paura di porre domande o offrire suggerimenti, in base a ciò che hai imparato da altre fonti (compresi altri pazienti);

- Infine, se ritieni che il tuo input venga ignorato, trova un altro medico che ti ascolti.

Il trattamento standard nella cura di un glioma maligno di alto grado

Il trattamento standard nella cura del glioma maligno di alto grado di nuova diagnosi di solito consiste in quattro diversi tipi di trattamento: chirurgia, radioterapia, chemioterapia sistemica e terapia a campo elettrico alternato (con il dispositivo *Optune*). È importante comprendere tutti di questi tipi di trattamento e la sequenza in cui vengono utilizzati.

Dovresti anche capire che sebbene si sappia grazie agli studi clinici che questo percorso terapeutico prolunghi la sopravvivenza dopo la diagnosi di glioma maligno di alto grado a volte considerevolmente, la cura dei tumori cerebrali avviene solo per un numero relativamente piccolo di persone.

Per questa ragione, tutte le persone a cui è stato recentemente diagnosticato un glioma maligno di alto grado dovrebbero prendere in considerazione l'iscrizione alla sperimentazione clinica di una terapia sperimentale. L'iscrizione alla sperimentazione clinica può avvenire all'inizio del trattamento o può avvenire in un secondo momento. Gli studi clinici e la loro importanza sono discussi in seguito in un capitolo dedicato.

Il National Comprehensive Cancer Network (NCCN) è un'associazione no profit di 27 importanti centri oncologici dedicati al miglioramento della qualità, dell'efficacia e dell'efficienza delle cure affinché i pazienti possano vivere una vita migliore. Il NCCN pubblica le linee guida di pratica clinica in oncologia (NCCN Guidelines) per il trattamento di diversi tipi di cancro, che vengono regolarmente aggiornate. Nel 2018, il NCCN ha pubblicato linee guida aggiornate per il trattamento dei tumori del sistema nervoso centrale, che includono gliomi anaplastici e glioblastomi. Queste linee guida rappresentano un consenso - basato su prove mediche pubblicate e opinioni di esperti - su quale sia il miglior trattamento per i pazienti con tumori cerebrali di nuova diagnosi o ricorrenti. Pertanto, le raccomandazioni del NCCN rappresentano uno standard generale di assistenza, sebbene vi siano variazioni nel trattamento "standard" tra i centri oncologici partecipanti.

Poiché i pazienti con nuova diagnosi di glioma maligno di alto grado saranno visitati da diversi specialisti medici, l'NCCN raccomanda vivamente una stretta e regolare comunicazione tra tutti i fornitori dei diversi servizi medici, inclusi fisioterapisti e fisioterapisti occupazionali, psicologi e assistenti sociali. Tenete presente che questo tipo di interazione è più probabile che si verifichi in centri oncologici specializzati nel trattamento dei tumorali cerebrali.

Chirurgia

La chirurgia viene eseguita per migliorare la funzione neurologica, per ottenere una diagnosi esatta del tumore al cervello e per rimuovere completamente il tumore al cervello (la rimozione completa viene spesso definita resezione totale). Idealmente, sarà possibile eseguire una resezione totale del tumore al cervello che offre la massima sicurezza. Ma se ciò non fosse possibile, avrà luogo una resezione subtotale o una biopsia stereotassica o aperta, in modo almeno da ottenere un campione di tessuto tumorale che il patologo dovrà esaminare per fare una diagnosi.

Assicuratevi di chiedere al vostro chirurgo una copia del referto del patologo e dell'intera procedura. Anche se può essere costoso farlo, potrete poi ottenere prontamente una seconda opinione sulla lettura delle slice del campione patologico. C'è molta interpretazione nella lettura delle slice del campione patologico, e questa è la diagnosi più importante che tu abbia mai ricevuto nella tua vita, quindi potrebbe valere la pena di ricontrollarla. Soprattutto, ottenere una seconda opinione non comporterà alcun ulteriore rischio e l'intero processo potrà essere realizzato via posta, quindi non sarà necessario un ulteriore viaggio.

Per alcuni tumori benigni del cervello, la chirurgia può essere curativa. Per tumori cerebrali maligni di alto grado, la chirurgia può alleviare i sintomi causati da pressione troppo elevata nel cervello e farti guadagnare il tempo necessario per ulteriori trattamenti. I tumori maligni del cervello possono crescere così velocemente che senza chirurgia, altri trattamenti potrebbero non avere il tempo di funzionare.

La chirurgia è anche un'opportunità per provare trattamenti sperimentali che richiedono l'accesso diretto al cervello.

La chirurgia viene eseguita da un neurochirurgo. Tuttavia, un neurochirurgo generale potrebbe non avere un'esperienza adeguata nella rimozione dei tumori cerebrali e potrebbe essere meno informato sugli ultimi trattamenti terapeutici. Poiché la maggior parte dei neurochirurghi non vede molti tumori cerebrali, è necessario trovarne uno specializzato in tumori cerebrali. Consultate i siti Web di potenziali neurochirurghi per assicurarvi che i "tumori cerebrali" siano elencati come una delle principali aree di competenza. Un "esperto" è definito come un neurochirurgo che esegue un minimo di 25 interventi chirurgici all'anno. In genere questi neurochirurghi sono associati ai principali centri di trattamento dei tumori al cervello. Gli studi indicano che i principali centri di trattamento dei tumori al cervello e/o team chirurgici che eseguono 50 o più interventi chirurgici all'anno ottengono tassi di sopravvivenza migliori con minori complicazioni.

La National Comprehensive Cancer Network (NCCN) è un'alleanza no-profit di 27 dei principali centri oncologici negli Stati Uniti. La NCCN pubblica linee guida basate sull'evidenza e basate sul consenso per il trattamento di diversi tipi di tumori, comprese le linee guida per il trattamento dei tumori cerebrali nel documento intitolato "Tumori del sistema nervoso centrale". Il trattamento standard per i gliomi di alto grado che descriviamo in questo capitolo deriva dalla versione più recente di questa linea guida. Per accedere a queste linea guida, visitate il sito: www.nccn.org/professionals/physician_gls/pdf/cns.pdf.
Potrebbe essere necessario registrarsi prima di scaricare le linee guida.

La "Chirurgia del cervello" è una cosa che spaventa. Ma come già detto, al giorno d'oggi è è molto più sicura e più semplice che in passato. Inoltre, l'obiettivo di una resezione sicura viene oggi spesso raggiunto con l'ausilio dell'imaging intraoperatorio o mediante la visualizzazione guidata dalla fluorescenza del tessuto tumorale, il che rappresenta un progresso importante. Durante l'intervento chirurgico, a volte è estremamente difficile distinguere il tumore e il tessuto infiltrato dal cervello sano circostante. Un farmaco orale chiamato acido aminolevulinico (Gleolan) è ora disponibile per far sì che le cellule tumorali diventino fluorescenti, cioè per illuminarsi al microscopio con una luce blu speciale, aiutando così i neurochirurghi a rimuovere quanto più possono del tessuto tumorale senza danneggiare i tessuti sani.

Ci sono ancora alcuni tumori cerebrali che sono troppo pericolosi da rimuovere a causa le loro dimensioni o la loro posizione, ma i limiti a ciò che è possibile fare si stanno riducendo di anno in anno. Se vi viene detto che il tuo tumore è inoperabile o che una resezione totale del tumore al cervello non è possibile, chiedete una seconda opinione.

Anche se la chirurgia del tumore al cervello è essenziale, anche una resezione totale non rimuoverà tutte le cellule tumorali. Per questo motivo, sono necessari altri trattamenti. Quindi, anche prima dell'intervento chirurgico, è necessario discutere con il proprio team medico un elenco di opzioni per il trattamento post-chirurgico. Ecco alcune delle cose che dovreste chiedere anche prima di un intervento chirurgico:

- Prima dell'intervento, controllare due volte che il test del tessuto tumorale includa marcatori molecolari. Come notato nel relativo capitolo, ci sono marcatori molecolari nei tumori cerebrali che possono indicare la resistenza ai farmaci e quindi influenzare le scelte sul trattamento post-chirurgico. Inoltre, specifiche mutazioni genetiche possono determinare l'idoneità per studi di immunoterapia specificamente mirati o per farmaci approvati per tipi di cancro diversi dai tumori cerebrali. I principali centri di ricerca e trattamento del tumore al cervello eseguono abitualmente test sui marker molecolari dei tumori, ma è bene comunque chiedere. Caris Life Sciences (www.caris-lifesciences.com) e Foundation Medicine (www.foundation medicine.com) sono aziende in grado di eseguire un test genetico e mutazionale completo del tumore. Sebbene questo servizio sia a pagamento, alcune compagnie assicurative coprono il costo.

- Prima dell'intervento chirurgico, chiedere come il tessuto tumorale cerebrale verrà preservato dopo l'estrazione. Se il campione non verrà immediatamente utilizzato né per creare un vaccino su misura ne per testare i marcatori molecolari, chiedete se il campione può essere congelato per un uso futuro, se necessario, e chiedere gli eventuali costi della conservazione.

- Prima di un intervento chirurgico, chiedere la terapia vaccinale personalizzata, che richiede un campione del tumore.

- Prima di un intervento chirurgico, informarsi sugli studi clinici che richiedono la registrazione anche prima dell'intervento chirurgico.

- Prima dell'intervento, chiedere la possibilità di impianto di Gliadel wafer all'interno della cavità del tumore cerebrale durante l'intervento. I Gliadel wafer vengono impiantati come chemioterapia locale adiuvante per il trattamento di tumori cerebrali maligni di alto grado di nuova diagnosi e per il glioblastoma ricorrente. Dopo l'impianto, i Gliadel wafer si dissolvono, rilasciando la carmustina, il farmaco chemioterapico, per trattare le cellule tumorali residue immediatamente dopo l'intervento. Nelle linee guida NCCN, i wafer di Gliadel sono considerati opzionali per i pazienti che ricevono resezione totale del tessuto tumorale. Bisogna essere consapevoli del fatto che l'impianto di wafer di Gliadel durante l'intervento chirurgico può precludere la partecipazione ad alcuni studi clinici in futuro e scegliere consapevolmente.

La maggior parte dei sopravvissuti a lungo termine di glioma maligno di alto grado ha subito più interventi chirurgici. Di solito, l'intervento chirurgico non sarà così difficile. La parte peggiore potrebbero essere le preoccupazioni della notte prima dell'intervento. Ci sono rischi per la chirurgia in qualsiasi parte del corpo, ma la chirurgia oggi è molto più sicura e più facile di quanto non fosse nemmeno 10 anni fa. Gli effetti collaterali gravi sono molto meno comuni di quanto non fossero in passato, quindi non lasciatevi turbare dalle storie del passato. Alcuni problemi si verificano ancora, ma non così frequentemente come in passato.

Terapia di ablazione laser

La terapia di ablazione laser è una tecnologia minimamente invasiva relativamente nuova ma comprovata che utilizza un'energia laser precisa e ad alta intensità per distruggere i tessuti del tumore al cervello e contemporaneamente limitare le lesioni ai tessuti sani. Questo tipo di trattamento può essere utilizzato con lesioni in più punti del cervello sia vicino alla superficie che in profondità. Durante la procedura, i medici utilizzano la risonanza magnetica per guidare con precisione il dispositivo laser sulla lesione. La procedura è stata utilizzata con migliaia di pazienti e ha dimostrato avere successo nel ridurre o rimuovere il tessuto malato. Il nome tecnico per la procedura è Laser Interstitial Thermal Therapy (LITT). La LITT non fa parte del trattamento standard di cura, ma è bene conoscerne l'esistenza.

A differenza della tradizionale chirurgia cerebrale, LITT non richiede che venga praticata una estesa craniotomia. I medici praticano un piccolo foro nel cranio, grande circa quanto una matita. Mentre la testa viene fissata e mantenuta in posizione, il neurochirurgo guida un piccolo dispositivo laser (sonda) attraverso il foro e con precisione nella lesione. La sonda fornisce energia della luce laser per riscaldare e distruggere la lesione, un processo chiamato ablazione. La natura precisa della procedura aiuta a ridurre la probabilità di danni ai tessuti cerebrali sani vicini.

La LITT potrebbe essere prescritta quando un tumore al cervello si trova in un luogo che potrebbe essere difficile da trattare con la chirurgia convenzionale senza danneggiare il cervello e la capacità funzionali della persona. Lo strumento per la LITT più comunemente usato è il sistema NeuroBlate (Monteris Medical, Plymouth, MN) e le informazioni a riguardo sono disponibili sul sito Web: www.monteris.com.

Trattamento dopo l'intervento chirurgico: raccomandazioni del NCCN

Nelle linee guida del NCCN, il trattamento nel caso di nuova diagnosi di un glioma maligno di alto grado è determinato da tre diverse caratteristiche: età (1) (≤70 anni o > 70 anni), (2) stato di salute e (3) metilato (favorevole) o non metilato (sfavorevole) ossia stato del O6-metilguanina-DNA metiltransferasi (MGMT). Lo stato di salute viene misurato dal test Karnofsky Performance Status (KPS), uno strumento di valutazione della compromissione funzionale comunemente usato per i pazienti di cancro.

Karnofsky Performance Status: un modo standard per misurare la capacità dei pazienti oncologici di svolgere attività ordinarie. I punteggi del Karnofsky Performance Status vanno da 0 a 100. Un punteggio più alto significa che il paziente è più in grado di svolgere attività quotidiane. Lo stato delle prestazioni di Karnofsky può essere utilizzato per determinare la prognosi di un paziente, per misurare i cambiamenti nelle capacità funzionali di un paziente o per decidere se un paziente potrebbe essere incluso in uno studio clinico. Viene chiamato anche KPS.

I pazienti con un punteggio KPS ≥60 possono gestire la maggior parte dei propri bisogni con assistenza occasionale. Il punteggio KPS può essere utilizzato per guidare le opzioni di trattamento.

I trattamenti NCCN raccomandati per il glioblastoma di nuova diagnosi sono indicati per i pazienti di età ≤70 anni nella Tabella 1 e per i pazienti > 70 anni nella Tabella 2. Come vedrete in ciascuna di queste tabelle, ci sono diverse opzioni di trattamento a seconda dello stato del promotore MGMT e del punteggio KPS.

Per ogni tipo di paziente, si consiglia l'iscrizione a una sperimentazione clinica. Le raccomandazioni più comuni per il trattamento dopo l'intervento chirurgico sono:

- Radioterapia standard
- Chemioterapia orale con temozolomide (Temodal) durante la radioterapia (concomitante) e dopo la radioterapia (adiuvante).
- Terapia con campi elettrici alternati (con il dispositivo Optune) dopo la radioterapia (adiuvante).

La radioterapia standard inizia alcune settimane dopo l'intervento chirurgico e si svolge 5 giorni alla settimana per 6 settimane. Il trattamento quotidiano concomitante con temozolomide avviene contemporaneamente alla radioterapia.

Dopo aver completato il ciclo di radioterapia e temozolomide di 6 settimane, può iniziare una pausa di 4 settimane per il recupero ed in seguito può iniziare il trattamento con temozolomide e con la terapia dei campi elettrici alternati. Per i pazienti con glioma maligno di alto grado, il temozolomide viene generalmente somministrato per sei cicli di terapia adiuvante di 28 giorni, con il farmaco somministrato nei giorni da 1 a 5 di ciascun ciclo di 28 giorni. Optune è un dispositivo a batteria indossato dal paziente che aderisce al sul cuoio capelluto ed eroga campi elettrici alternati che interrompono la divisione delle cellule tumorali. Il dispositivo è progettato per essere indossato fino a 18 ore al giorno.

Temozolomide: un farmaco utilizzato per trattare alcuni tipi di tumori cerebrali. È anche allo studio nel trattamento di altri tipi di cancro. La temozolomide danneggia il DNA delle cellule e può uccidere le cellule tumorali. È un tipo di agente alchilante. Chiamato anche Temodal.

Se questo trattamento standard non vi viene offerto, dovreste chiedere il perché. Se il costo è la barriera per ricevere questo trattamento, contattateci. La Fondazione Musella ha un programma di assistenza e co-finanziamento che potrebbe essere in grado di aiutarvi in alcune circostanze per le vostre spese.

Il sito web www.virtualtrials.com ospita una videoteca con video aggiornati su conferenze di medici e pazienti sui tumori cerebrali che coprono tutti gli aspetti del trattamento del tumore al cervello, dalla radioterapia agli ultimi farmaci chemioterapici. Per visualizzare un menu di questi video e iniziare a guardarli, visitate il sito: www.virtualtrials.com/video.cfm.

Radioterapia

La radioterapia viene in genere eseguita (sotto la cura di un oncologo o di un neurochirurgo) dopo l'intervento chirurgico o nei casi in cui l'intervento chirurgico non è praticabile a causa della posizione o delle dimensioni del tumore. Il tumore e un piccolo margine attorno al tumore vengono investiti da un potente fascio di radiazioni.

Poiché le cellule tumorali si riproducono molto più frequentemente rispetto alle normali cellule cerebrali, vengono colpite maggiormente dalle radiazioni rispetto alle cellule normali. La radiazione interrompe il DNA delle cellule che si stanno riproducendo. Rispetto alle cellule tumorali, le cellule normali sono anche in grado di riparare meglio i danni causati dalle radiazioni.

Le raccomandazioni del NCCN menzionano due diversi tipi di radioterapia: standard e ipofrazionata. Il termine ipofrazionato significa che la dose totale di radiazione è divisa in grandi dosi e i trattamenti vengono somministrati una volta al giorno o meno spesso. Rispetto alla radioterapia standard, quindi, la radioterapia ipofrazionata viene fornita per un periodo di tempo più breve (meno giorni o settimane) e viene spesso somministrata a pazienti fragili o agli anziani.

Per assistenza nel pagamento dei farmaci, sono disponibili due risorse: NeedyMeds, una associazione non profit dedicata ad aiutare le persone bisognose trovando programmi di assistenza per aiutarli a permettersi i farmaci e i costi relativi all'assistenza sanitaria: www.needymeds.org. Il programma di assistenza e co-finanziamento della Fondazione Musella può aiutare i pazienti a pagare per uno o più dei seguenti trattamenti: bevacizumab (Avastin), Gliadel wafer, temozolomide (Temodal) e il dispositivo Optune: www.braintumorcopays.org.

La radioterapia standard richiede alcuni minuti di trattamento cinque volte alla settimana per 6 settimane, insieme alla somministrazione concomitante di temozolomide. Gli effetti collaterali delle radiazioni, possono variare da lievi a gravi e includono bruciore e desquamazione della pelle, gonfiore (edema), diarrea e danni al sistema nervoso.

Radiochirurgia stereotassica

Anche se nessun "coltello" o incisione viene utilizzato durante la radiochirurgia stereotassica (SRS) al cervello ma piuttosto un fascio molto preciso di radiazione ad alto dosaggio, la SRS è considerata "chirurgia" per il tipo di cambiamenti che si ottengono dopo il trattamento. Sebbene non faccia parte del trattamento standard, è bene conoscere la SRS.

La SRS può comportare una sessione di trattamento o più sessioni (frazionate) per un periodo di diversi giorni o settimane, assistito da una pianificazione assistita da computer. La SRS eroga una dose molto più elevata di radiazioni verso l'obiettivo rispetto alla radioterapia convenzionale. Per alcuni tumori di basso grado, la SRS può essere curativa. La SRS viene talvolta utilizzata a completamento della radioterapia standard o in caso di piccole recidive del tumore.

Molti produttori hanno sviluppato dispositivi per la SRS. Alcuni dei marchi più noti sono Gamma Knife, Novalis System, Linac e Cyberknife. Ogni dispositivo SRS ha i suoi vantaggi e svantaggi. Sappiate solo che se vi viene detto che il vostro tumore è troppo grande o ha una forma sbagliata per la SRS, chiedete una seconda opinione da parte di un medico che utilizza un diverso dispositivo SRS.

Chemioterapia con temozolomide

La chemioterapia consiste nell'uso di farmaci per uccidere le cellule tumorali. I farmaci chemioterapici agiscono in diversi modi, ciascuno specifico per il tipo di trattamento raccomandato, (1) distruggendo direttamente il DNA del tumore; (2) limitando la capacità delle cellule tumorali di dividersi, crescere e invadere i tessuti sani; o (3) bloccando l'afflusso di sangue al tumore stesso e inibendo così la crescita di nuovi vasi sanguigni che altrimenti alimenterebbero il tumore.

Il Temozolomide è un agente alchilante. Questi farmaci danneggiano il DNA delle cellule cancerose per impedire loro di duplicarsi. È stato riscontrato che il trattamento combinato di radioterapia più temozolomide concomitante e adiuvante migliora la sopravvivenza in tutti i gruppi di pazienti, anche nei pazienti anziani. Nel trattamento concomitante con la radioterapia, il temozolomide viene somministrato quotidianamente. Dopo il completamento del ciclo di radioterapia di 6 settimane, segue un intervallo di 4 settimane per consentire il recupero, durante il quale non viene somministrato alcun trattamento. Quindi il temozolomide adiuvante viene somministrato per sei cicli di 28 giorni, con il farmaco somministrato nei giorni da 1 a 5 di ciascun ciclo di 28 giorni.

Per gli agenti alchilanti come la temozolomide e la carmustina (l'agente chemioterapico utilizzato nel Gliadel wafer), lo stato di metilazione MGMT è un importante fattore prognostico che si riscontra favorevole in una percentuale che varia dal 35% al 45% dei pazienti con gliomi di grado III e IV. Cioè, se si ha un tumore con MGMT metilato, la temozolomide (o la carmustina) ha maggiori probabilità di fornire una maggiore sopravvivenza libera da progressione rispetto a quando si ha un tumore con MGMT non metilato. Di conseguenza, se si è nella maggior parte dei pazienti con tumore non metilato MGMT, è necessario prendere in seria considerazione la partecipazione a uno studio clinico poiché è probabile che si trarranno maggiori vantaggi rispetto al trattamento standard.

Si noti che talvolta vengono utilizzati diversi periodi di trattamento con il temozolomide adiuvante anziché i sei cicli standard di 28 giorni. Ad esempio, alcuni medici usano il temozolomide per periodi di tempo specifici come 12, 18 o 24 mesi, mentre altri lo usano fino a quando non smette di funzionare o causa effetti collaterali o fino a quando il tumore non è completamente scomparso o sufficientemente stabile.

Il Temozolomide viene somministrato per via orale. Gli effetti collaterali comuni della chemioterapia comprendono nausea, debolezza e affaticamento, disidratazione e basso numero di globuli bianchi, che aumentano il rischio di infezioni. Poiché una semplice carie o infezione precoce delle gengive (gengivite) può rapidamente trasformarsi in un'infezione acuta per un paziente sottoposto a chemioterapia, è necessario sottoporsi a un esame dentale approfondito prima di iniziare la chemioterapia e seguire frequentemente controlli odontoiatrici.

Terapia con campi elettrici alternati

Optune è un dispositivo indossabile a batteria che è stato recentemente approvato dalla Food and Drug Administration (FDA) per il trattamento del glioblastoma di nuova diagnosi. Il dispositivo è approvato per l'uso in combinazione con la terapia adiuvante con temozolomide dopo il completamento della radioterapia e del trattamento concomitante con temozolomide. Il dispositivo Optune è stato anche approvato dalla FDA per il trattamento del glioblastoma ricorrente.

Il dispositivo Optune eroga campi elettrici alternati (detti anche campi per il trattamento dei tumori) attraverso quattro array di trasduttori isolati. Questi array sono indossati su cuoio capelluto rasato e sono collegati con un dispositivo di generazione di campi elettrici alimentato a batteria, che può essere trasportato in una custodia da viaggio o in uno zaino. Gli array del trasduttore possono essere indossati ininterrottamente per 3-4 giorni prima che debbano essere rimosse per l'igiene del cuoio capelluto, la rasatura dei capelli e la ri-applicazione di nuovi array. Parrucche a maglia larga, cappelli o altri copricapo possono essere indossati sopra gli array.

Per una panoramica completa sul dispositivo Optune, e aggiornamenti frequenti, visitate il sito Web Optune: www.optune.com. Poiché Optune è un nuovo trattamento, questo sito Web può aiutarvi a trovare medici nella vostra zona che sono certificati per il suo utilizzo.

I campi elettrici alternati interrompono selettivamente la divisione delle cellule fornendo corrente alternata a bassa intensità e frequenza intermedia. Questi campi elettrici alternati influenzano solo le cellule in fase di divisione; le cellule non divisibili vengono risparmiate. Poiché i campi elettrici alternati non entrano nel flusso sanguigno come i farmaci, non influenzano le cellule in altre parti del corpo.

È stato condotto un ampio studio randomizzato e controllato per confrontare i risultati dell'uso del dispositivo Optune più la temozolomide adiuvante rispetto all'uso del solo temozolomide adiuvante in pazienti con glioblastoma di nuova diagnosi che avevano ricevuto radioterapia con temozolomide concomitante. La FDA ha effettivamente interrotto questo studio precocemente poichè c'erano evidenti incrementi del tasso di sopravvivenza libera da progressione nel gruppo trattato con il dispositivo Optune più temozolomide rispetto al gruppo che utilizzava solo il temozolomide. La FDA ha dichiarato che tutti i pazienti nello studio dovevano poter beneficiare del trattamento Optune. È la prima volta in assoluto che la FDA interrompe uno studio sul tumore al cervello perché si è scoperto che il trattamento è così evidentemente efficace.

I medici devono essere addestrati e certificati per prescrivere il dispositivo Optune. Il dispositivo deve essere indossato ininterrottamente per almeno 18 ore al giorno e per la durata della terapia è necessario mantenere un cuoio capelluto rasato. Se ciò sembra gravoso, si noti che recenti studi indicano chiaramente che i pazienti che indossano il dispositivo per la maggior parte del tempo previsto (> 90%) ossia per $\geq$18 ore al giorno ottengono i migliori risultati, tra cui, in una sottoanalisi, un tasso di sopravvivenza a 5 anni che si avvicina al 30%.

Gli effetti indesiderati più comuni osservati con l'uso del dispositivo Optune sono irritazione del cuoio capelluto e mal di testa da lievi a moderati. Poiché il dispositivo Optune deve essere indossato praticamente ininterrottamente, per alcuni pazienti questo significa ricordare costantemente la presenza della malattia. I pazienti che scelgono di non utilizzare il dispositivo Optune non devono pertanto sentirsi in colpa se desiderano utilizzare trattamenti alternativi.

Effetti collaterali a lungo termine

In passato, le conseguenze degli effetti collaterali a lungo termine non sono mai stati una grande problema perché le persone con gliomi maligni di alto grado di nuova diagnosi non vivevano abbastanza a lungo per preoccuparsene. Fortunatamente, c'è stato un costante aumento del numero di sopravvissuti a lungo termine di tumori cerebrali, in gran parte grazie al successo del trattamento standard descritto in questo capitolo. Ora gli effetti collaterali a lungo termine devono essere considerati nella scelta di un trattamento.

La radioterapia può causare lesioni vascolari e aumentare il rischio di ictus. Sfortunatamente, l'ictus è abbastanza comune tra i sopravvissuti a lungo termine dei tumori cerebrali e può essere completamente asintomatico o devastante, a seconda della posizione. La possibilità di ictus può essere ridotta gestendo i fattori di rischio. Parlate quindi con il medico del rischio di ictus. Un altro effetto collaterale a lungo termine della radioterapia è la perdita di capacità cognitiva, che varia con la dose di radiazione, il volume e la posizione irradiati. La perdita di capacità cognitive è quasi universale con radiazioni cerebrali dell'intero cervello. Questi effetti collaterali possono essere minimizzati limitando il trattamento al solo sito del tumore e un piccolo margine attorno al tumore.

La chemioterapia è spesso associata a sterilità a lungo termine, ma è possibile compensare questo effetto collaterale congelando lo sperma o gli ovuli prima dell'inizio della chemioterapia. La fertilità può essere l'ultima cosa di cui vi preoccupate adesso, ma cosa succede se vorrete dei bambini tra qualche anno e non potrete averli? Pensateci.

Vi sono anche rari casi di mielodisplasia o condizioni di "preleucemia" conseguenti alla chemioterapia, in particolare in associazione con agenti alchilanti come il temozolomide. Quindi, sebbene la durata ottimale del trattamento con temozolomide rimanga sconosciuta, utilizzare il temozolomide per sempre potrebbe aumentare il rischio associato. Sono necessarie ulteriori ricerche per capire quale sia la durata ottimale.

Tabella 1: *raccomandazioni del NCCN per il trattamento DI pazienti con glioblastoma di nuova diagnosi di età ≤70 anni*

Glioblastoma età ≤70 anni	Raccomandazione NCCN
Buono stato funzionale (KPS ≥60) + stato MGMT metilato	Considerare la sperimentazione clinica (per i pazienti idonei) O RT cerebrale standard + TMZ simultanea e TMZ adiuvante con o senza terapia dei campi elettrici alternati
Buono stato funzionale (KPS ≥60) + stato MGMT non metilato o indeterminato	Considerare la sperimentazione clinica (per i pazienti idonei) O RT cerebrale standard + TMZ simultanea e TMZ adiuvante con o senza terapia dei campi elettrici alternati OPPURE Solo RT cerebrale standard
Stato funzionale scadente (KPS <60)	RT cerebrale frazionata con o senza TMZ simultanea o TMZ adiuvante O TMZ O migliori cure palliative di supporto

KPS = Stato funzionale di Karnofsy; MGMT = O6-metilguanina-DNA metil-transferasi; RT = radioterapia; TMZ = temozolomide (Temodal)

Tabella 2: *raccomandazioni del NCCN per il trattamento dei pazienti con glioblastoma di nuova diagnosi di età> 70 anni*

Glioblastoma età >70 anni	Raccomandazione NCCN
Buono stato funzionale (KPS ≥60) + stato MGMT metilato	Considerare la sperimentazione clinica (per i pazienti idonei) O RT cerebrale frazionata + TMZ simultaneo e TMZ adiuvante O RT cerebrale standard + TMZ simultanea e TMZ adiuvante con o senza terapia dei campi elettrici alternati O RT cerebrale standard + TMZ simultanea e TMZ adiuvante O TMZ O solo RT cerebrale frazionata
Buono stato funzionale (KPS ≥60) + stato MGMT non metilato o indeterminato	Considerare la sperimentazione clinica (per i pazienti idonei) O RT cerebrale frazionata + TMZ simultaneo e TMZ adiuvante O RT cerebrale standard + TMZ simultanea e TMZ adiuvante con o senza terapia dei campi elettrici alternati O RT cerebrale standard + TMZ O concomitante e adiuvante O Solo RT cerebrale frazionata
Stato funzionale scadente (KPS <60)	Solo RT cerebrale frazionata O TMZ O migliori cure palliative di supporto

KPS = *Stato funzionale di Karnofsy;* MGMT = *O6-metilguanina-DNA metil-transferasi;* RT = *radioterapia;* TMZ = *temozolomide (Temodal)*

Quindi ricordati di:

- Prendere in considerazione l'idea di entrare in una sperimentazione clinica.

- Considerare che l'attuale trattamento standard di cura per il glioma maligno di alto grado di nuova diagnosi consiste in 4 diversi trattamenti, a seconda delle caratteristiche del paziente e del tumore: (1) chirurgia; (2) radioterapia; (3) chemioterapia sistemica con temozolomide durante la radioterapia e successivamente; e (4) terapia con campi elettrici alternati (il dispositivo Optune) dopo la radioterapia.

- Se non ti viene offerto il trattamento standard devi chiedere il perché.

- Trovare un neurochirurgo specializzato in tumori cerebrali.

- Se ti viene detto che il tumore al cervello non può essere rimosso totalmente o che è inoperabile chiedere un secondo parere.

- Prima di eseguire un intervento chirurgico, chiedere i test sui marcatori molecolari, la partecipazione agli studi clinici, i vaccini su misura e l'impianto dei Gliadel wafer.

- Utilizzare il sito Web Optune per trovare l'elenco dei medici che sono addestrati nella gestione del dispositivo.

Storia di un sopravvissuto # 5: Ben Williams

All'età di 50 anni, ho subito un intervento chirurgico per un glioblastoma il 31 marzo 1995, dopo una risonanza magnetica conseguente al ricovero al pronto soccorso del giorno prima. Il tumore si trovava nella mia corteccia parietale destra ed era molto grande (era di circa 180cc e descritto come "delle dimensioni di una grande arancia"). Il mio neurochirurgo in seguito mi disse che sarei morto entro due settimane senza l'intervento chirurgico.

Durante i primi due mesi dopo la mia diagnosi, ho trascorso molte ore su Internet e nella biblioteca della nostra scuola di medicina, imparando tutto ciò che potevo sulle possibili opzioni di trattamento. Inizialmente avevo letto della terapia di cattura dei neutroni di boro, della terapia genica e degli anticorpi monoclonali caricati di radiazioni che sembravano molto più promettenti del trattamento convenzionale, ma alla fine non li ho provati sulla base di probabili effetti collaterali e problemi di vario genere. Ho quindi optato per la chemioterapia convenzionale, ma in combinazione con altri agenti che sembravano migliorare l'efficacia della stessa.

Tutte le mie scansioni MRI successive alla chemioterapia non presentavano segni del tumore. Durante il mio primo anno di trattamento ho aggiunto vari integratori alimentari che possono essere ottenuti nella maggior parte dei negozi di alimenti naturali. L'ispirazione per i vari trattamenti e prodotti alimentari coadiuvanti che ho utilizzato è venuta da diverse fonti. Gran parte derivava dalle mie ricerche su Medline, e a volte dopo avere sentito parlare di un trattamento da parte dei partecipanti a un gruppo di supporto online. Ho anche trovato la pagina web della Fondazione Musella come fonte preziosa di informazioni.

La mia filosofia terapeutica è stata molto simile all'approccio terapeutico sviluppato per l'AIDS. Sia l'HIV che il cancro coinvolgono entità biologiche che mutano a ritmi elevati, quindi a meno che un trattamento non sia quasi istantaneamente efficace, la dinamica dell'evoluzione creerà nuove forme resistenti a qualunque trattamento. Tuttavia, se vengono utilizzati contemporaneamente diversi trattamenti (anziché in modo sequenziale come solitamente avviene), ogni mutazione ha una probabilità inferiore di avere successo.

Una seconda caratteristica della mia filosofia di trattamento è che qualsiasi trattamento di successo dovrà essere di natura sistemica, poiché è impossibile identificare e eliminare totalmente tutte le cellule del tumore penetrate nel tessuto sano.

Ben Williams, un sopravvissuto di glioblastoma da 24 anni, è l'autore del libro Surviving Terminal Cancer del 2002: studi clinici, cocktail di droga e altri trattamenti di cui il tuo oncologo non ti parlerà. Sul sito web www.virtualtrials.com, ha pubblicato vari aggiornamenti di questo libro e un aggiornamento del 2017 del lungo rapporto intitolato "Opzioni terapeutiche per i gliomi maligni". Per accedere a queste importanti fonti, visitate il sito: www.virtualtrials.com/williams.cfm.

L'importanza dei trial clinici

Gli studi clinici offrono trattamenti sperimentali che possono fornire nuove strade per estendere l'aspettativa di vita o migliorare la qualità della vita. Comprendere l'attuale disponibilità di studi clinici richiede tempo e interesse. Ci dispiace dirlo, ma alcuni medici sono riluttanti a indirizzarvi verso altri centri di trattamento dei tumori cerebrali. Dovete cercare autonomamente gli studi clinici appropriati disponibili per il vostro tipo specifico di tumore mantenendo alto il vostro interesse per le nuove opportunità di trattamento e cura.

Una sperimentazione clinica è il modo migliore per provare terapie sperimentali, poiché i medici vi seguiranno facendo molta attenzione agli effetti collaterali. Dobbiamo anche segnalarvi che negli Stati Uniti c'è un altro modo per i malati terminali di accedere a un trattamento sperimentale. Questo modo è il "diritto di provare", che consente ai pazienti malati terminali di accedere a farmaci e dispositivi sperimentali. La legge sul "diritto di provare" è descritta in seguito nella sezione sui trattamenti approvati dalla Food and Drug Administration (FDA) statunitense.

Le persone che partecipano agli studi clinici sembrano ottenere migliori risultati delle persone che scelgono di non parteciparvi. E una volta trovata una cura, le prime persone a ottenerla saranno quelle che sono state coinvolte nella sperimentazione clinica. Sono state trovate cure per altri tipi di cancro e questo succederà anche per i tumori cerebrali, un giorno speriamo vicino.

Comprendere gli studi clinici

Gli studi clinici hanno una designazione - fase I, fase II o fase III - che si basa sui tipi specifici di domande che ci si pone per i trattamenti in esame. Queste designazioni della fase di sperimentazione clinica sono definite dalla FDA nel Codice dei regolamenti federali.

- In uno studio clinico di fase I, un nuovo farmaco o trattamento viene studiato per la prima volta su un piccolo gruppo di persone (da 20 a 80 pazienti o volontari) per valutarne la sicurezza, determinare un intervallo di dosaggio sicuro e identificare potenziali effetti collaterali.

- In uno studio clinico di fase II, il farmaco o il trattamento in esame viene somministrato a un gruppo più ampio di persone (da 100 a 300 pazienti) e viene ulteriormente valutato quanto a efficacia e sicurezza. Il dosaggio del farmaco può essere aumentato per determinarne i livelli di tossicità.

- In uno studio clinico di fase III, il farmaco o il trattamento in esame viene somministrato a grandi gruppi di persone (da 300 a 3000 pazienti) per confermarne l'efficacia in una popolazione considerevole, monitorarne gli effetti collaterali e i livelli di tossicità, confrontarlo con i trattamenti standard e determinarne ulteriormente la sicurezza.

La statistica viene utilizzata per cercare di dare un senso ai risultati dello studio. Viene calcolato un numero chiamato livello di significatività. Il numero di solito scelto come benchmark è 0,05, il che significa che esiste una probabilità del 95% che l'effetto osservato nello studio sia stato causato dal trattamento e non dal caso. Per contro questo significa anche che se si eseguono 100 prove di un farmaco che non ha effetto, circa 5 di quelle prove potrebbero riportare un esito di successo anche se l'effetto ottenuto non dipende dal farmaco. Questo è il motivo per cui sono necessarie più prove ed è meglio che siano condotte da diversi centri.

La FDA approverà un farmaco che si dimostra migliore del trattamento standard, o si dimostra almeno uguale al trattamento standard ma ha minori effetti collaterali. Una volta che un trattamento è approvato dalla FDA, tutti possono accedervi, non solo coloro che hanno partecipato ai relativi studi clinici.

Perché dovresti partecipare a una sperimentazione clinica?

Gli studi clinici forniscono l'accesso ad alcuni dei trattamenti più recenti e promettenti per le malattie che non hanno cura. In molti casi, questi studi, guidati da esperti, possono rappresentare le migliori possibilità per la tua sopravvivenza o per una tua migliore qualità della vita. Partecipando a una sperimentazione clinica, aiuti i ricercatori a fare un piccolo passo, o addirittura un grande salto, verso una cura. Oltre ad aiutare te stesso, le tue esperienze possono portare a progressi nello stato dell'arte nel campo, portando a trattamenti futuri migliori per te e per gli altri.

Nel capitolo precedente, abbiamo discusso delle linee guida per il trattamento del tumore al cervello sviluppate dalla National Comprehensive Cancer Network (NCCN), l'alleanza no-profit di 27 principali centri oncologici. Per ogni categoria di pazienti nelle linee guida NCCN, si consiglia l'iscrizione a una sperimentazione clinica per coloro che sono eleggibili.

Un altro vantaggio dell'iscrizione a una sperimentazione clinica è il costo. I trattamenti per il tumore al cervello sono molto costosi. In generale, il trattamento sperimentale utilizzato in una sperimentazione clinica è gratuito per i partecipanti. Tuttavia, potrebbero esserci delle spese per i costi associati al trattamento - come interventi chirurgici, consulti e visite mediche, scansioni MRI ed esami del sangue - quindi chiedi informazioni sui costi e su ciò che la tua assicurazione pagherà e su quali saranno le spese vive. Se non disponi di un'assicurazione, potrebbero essere disponibili studi clinici a copertura totale dei costi.

Quando dovresti prendere in considerazione una sperimentazione clinica?

La decisione su quando partecipare a una sperimentazione clinica deve essere discussa con il tuo team medico. Alcuni pazienti e medici preferiscono provare prima con i trattamenti standard. Altri scelgono subito di partecipare agli studi clinici non appena ricevono la diagnosi. Potresti considerare assieme al tuo team medico i progressi o la mancanza di progressi del trattamento a cui sei attualmente sottoposto per prendere una decisione. Ovviamente, se hai un tumore di basso grado per il quale sono disponibili buoni trattamenti, è meno probabile che provi qualcosa di sperimentale.

Se hai un tumore maligno di alto grado e il risultato atteso con il trattamento standard non è per te accettabile sarà più facile prendere la decisione di provare qualcosa di sperimentale. Gli studi clinici hanno i propri requisiti di ammissibilità che potrebbero includere la fascia di età dei partecipanti, la posizione del tumore, il grado e/o il tipo di tumore, la presenza di specifici marcatori molecolari o il requisito di un grado specifico di stabilizzazione come criterio di inclusione. Alcuni studi clinici sono condotti specificamente per il trattamento di tumori ricorrenti piuttosto che per il trattamento di tumori di nuova diagnosi. Indipendentemente dal fatto che tu decida di aspettare o andare avanti, è importante ricercare in anticipo gli studi disponibili per il tuo tipo specifico di tumore e sapere in anticipo se, o quando, potresti qualificarti. Presta particolare attenzione a non mancare la scadenza per l'iscrizione. Alcuni studi richiedono la registrazione prima di un intervento chirurgico. Altri richiedono la registrazione prima della fine della radioterapia. Una cosa da tenere in mente è pianificare in anticipo e tenere a mente tutta una possibile gamma di contingenze.

Fare alcuni tipi di trattamento potrebbe escluderti dalla possibile inclusione in alcune terapie sperimentali. Spesso non disporrai di informazioni sufficienti a prendere una decisione informata. Nel passato la decisione era facile: il trattamento standard forniva così poca speranza che non si aveva nulla da perdere. Ma l'attuale trattamento standard è migliorato al punto che oggi è più difficile prendere la decisione di partecipare in una sperimentazione clinica, poiché il trattamento standard aiuta alcune persone per molto tempo.

Come valutare una sperimentazione clinica?

Il modo migliore per valutare se uno studio clinico è adatto a te è parlare con il tuo medico di famiglia, il tuo neuro-oncologo o chirurgo e altri membri del tuo team medico, compresi quelli a cui ti sei rivolto per una seconda opinione. Potresti anche contattare uno dei principali centri per il trattamento dei tumori al cervello per ulteriori approfondimenti su uno specifico studio clinico. Dovresti anche consultare il medico responsabile della sperimentazione clinica. È sempre utile sapere come sono andati gli studi precedenti sul trattamento proposto. Infine, è importante chiedere ai medici che non sono a favore della tua partecipazione di motivare la loro posizione. Cosa raccomanderebbero invece e perché?

Sebbene i singoli casi siano statisticamente insignificanti, le esperienze di altri pazienti possono aiutarti a darti informazioni per scegliere tra diversi studi clinici disponibili. Puoi trovare queste esperienze individuali nei gruppi di supporto online, nei gruppi di supporto del mondo reale e nei risultati del Brain Tumor Virtual Trial uno studio condotto dalla Fondazione Musella (descritto più avanti).

Come trovare gli studi clinici?

È possibile trovare gli elenchi degli studi clinici sul sito Web www.virtualtrials.com della Fondazione Musella, sul sito Web del National Cancer Institute e nel registro degli studi clinici condotti dal National Institute of Health degli Stati Uniti e denominato www.clinicaltrials.gov.

- Sul sito web www.virtualtrials.com della Fondazione Musella, sotto il menu "Find A Treatment" alla voce "Find Clinical Trials", si possono cercare studi clinici secondo diversi criteri": per stato, per tipo di tumore, per la data in cui è stata inserita la sperimentazione clinica e per il numero di centri partecipanti. È inoltre possibile utilizzare parole chiave, come il nome di un centro oncologico o il nome di un medico, per cercare specifici criteri clinici. La Fondazione Musella può anche essere contattata direttamente al numero 1-888-295-4740. Per accedere al modulo "Find Clinical Trials", visitate il sito: www.virtualtrials.com.

- Il National Cancer Institute non è specifico per i tumori cerebrali, ma mantiene un potente motore di ricerca per gli studi clinici. Oltre a consentire la ricerca in base al tipo di cancro, alla posizione e ad altre variabili, consente anche di cercare in base al tipo di sperimentazione (ovvero, che si tratti di uno studio di fase I, fase II o fase III). Per accedere al motore di ricerca della sperimentazione clinica del National Cancer Institute, visitate il sito: www.cancer.gov/clinicaltrials/search.

• www.clinicaltrials.gov è il più grande database di sperimentazioni cliniche al mondo, attualmente dispone di dati provenienti da oltre 130.000 studi da oltre 170 paesi. È possibile cercare prove per condizione, intervento, sponsor, posizione geografica e tipo di sperimentazione. Per accedere a questa risorsa visitate il sito: www.clinicaltrials.gov.

Trattamenti e Food and Drug Administration

Quando si considerano gli studi clinici, è utile comprendere la differenza tra trattamenti approvati e sperimentali.

In generale, ci sono due classi generali di trattamento: (1) quelle approvate dalla FDA specificamente per i tumori cerebrali sulla base dei risultati degli studi clinici; e (2) trattamenti sperimentali, a volte con farmaci approvati dalla FDA per altri tipi di tumori o altre malattie, e talvolta con farmaci non ancora approvati dalla FDA.

Attualmente, solo un piccolo numero di farmaci e dispositivi è stato approvato dalla FDA appositamente per il trattamento dei tumori cerebrali. Più di 30 anni fa, gli agenti chemioterapici alchilanti carmustina (BCNU) e lomustina (CCNU) sono stati approvati in modo non specifico per i "tumori cerebrali". Nel 2003, la FDA ha approvato il Gliadel Wafer (wafer biodegradabili impregnati di carmustina) per il trattamento di glioma maligno di alto grado di nuova diagnosi e nel 2005 ha approvato la temozolomide (Temodal) per la stessa indicazione. Per il trattamento del glioblastoma ricorrente, la FDA ha approvato Gliadel Wafer nel 1997 e bevacizumab (Avastin) nel 2009. Più di recente, la FDA ha approvato la terapia dei campi elettrici alternati con il dispositivo Optune nel 2015 per il trattamento di glioma di alto grado di nuova diagnosi e, all'inizio del 2011, per il trattamento del glioblastoma ricorrente.

Ma anche se un farmaco approvato dalla FDA non è approvato specificamente per i "tumori cerebrali", il tuo team medico può prescriverlo per il tumore al cervello. Quando i medici prescrivono un farmaco a scopo terapeutico diverso da quello approvato dalla FDA, si parla di prescrizione "off-label". Molti farmaci comunemente usati per i tumori al cervello sono prescritti off-label. Sebbene la prescrizione di questi farmaci da parte del team medico sia legale e i farmaci siano facilmente disponibili, potresti comunque avere difficoltà a indurre la tua compagnia assicurativa a pagare per l'uso di un farmaco off-label perché sosterrà che tale trattamento è sperimentale. In tali casi, sappi che puoi opporti al rifiuto della compagnia assicurativa. In questi casi ti consigliamo di chiedere aiuto al tuo neuro-oncologo per ottenere l'approvazione del farmaco da parte della tua compagnia assicurativa.

> *Bevacizumab* : un farmaco usato da solo o con altri farmaci per trattare alcuni tipi di cancro cervicale, del colon-retto, del polmone, dei reni e del glioblastoma. È usato con il marchio Avastin per trattare questi tumori. Bevacizumab si lega a una proteina chiamata fattore di crescita endoteliale vascolare (VEGF). Ciò può impedire la crescita di nuovi vasi sanguigni di cui i tumori hanno bisogno per crescere.

La legge "il Diritto di Provare"

Nel 2018, il Congresso degli Stati Uniti ha approvato il cosiddetto "diritto di provare", consentendo ai pazienti malati terminali di provare terapie sperimentali (farmaci e dispositivi) che hanno completato i test FDA di fase I ma non sono stati ancora approvati dalla FDA. Prima dell'approvazione della legge federale, 41 stati avevano approvato le leggi sul diritto di provare.

Il sito web virtualtrials.com della Fondazione Musella ha sezioni separate, ognuna con ampie informazioni, su molti dei trattamenti chiave per il tumore al cervello. Assicurati di visitare ciascuna delle seguenti sezioni per gli ultimi aggiornamenti su questi trattamenti: Wafer Gliadel: www.virtualtrials.com/gliadel; Immunoterapia: www.virtualtrials.com/Immunotherapy_treatments.cfm; Dispositivo Optune: www.virtualtrials.com/optune; Temodar (temozolomide): www.virtualtrials.com/temodar; Toca 511 e Toca FC: www.virtualtrials.com/tocagen/tocagen.cfm.

Per poter beneficiare del diritto di provare un farmaco che non è stato ancora approvato definitivamente un paziente deve soddisfare le seguenti condizioni: (1) avere ricevuto una diagnosi di malattia o condizione potenzialmente letale; (2) avere esaurito le possibilità di trattamento approvate; (3) non essere in grado di partecipare a una sperimentazione clinica che coinvolga il farmaco sperimentale ammissibile, come certificato da un medico; e (4) fornire un consenso informato scritto in merito ai rischi associati all'assunzione del trattamento sperimentale. Per richiedere un farmaco o un dispositivo ai sensi della legge sul diritto di provare, il paziente, il rappresentante del paziente o il medico del paziente deve inviare una lettera al direttore dell'uso compassionevole o ad un altro rappresentante designato presso il produttore del farmaco o del dispositivo per discutere le opzioni per ottenere l'accesso al farmaco o al dispositivo.

Si noti che le aziende farmaceutiche o produttrici dei dispositivi non sono tenute a fornire trattamenti ai pazienti ai sensi delle leggi sul diritto di provare. Ogni azienda è responsabile dello sviluppo attivando i propri processi e le procedure per l'approvazione delle richieste del diritto di provare. È ragionevole che le aziende non debbano essere costrette a fornire trattamenti quando non ritengono che i trattamenti siano appropriati o quando non dispongano di ulteriori scorte di trattamenti oltre a quelle previste negli studi clinici. Inoltre, i medici che non ritengono utile un trattamento non hanno l'obbligo di richiedere "il diritto di provare" per un trattamento di un loro paziente.

Terapie promettenti in fase di sviluppo

Terapia genica / terapia virale

La terapia genica consiste nell'inserimento di un gene (solitamente facendolo trasportare da un virus) in una cellula per sostituire un gene cellulare difettoso o installare un nuovo gene che può indurre la cellula a produrre una proteina per combattere il tumore. Gli studi clinici di terapia genica per tumori cerebrali non hanno ancora prodotto risultati entusiasmanti. Tuttavia, vi è un rinnovato interesse per la terapia genica a causa della sperimentazione clinica di fase III Toca 5, che viene condotta dalla società Tocagen. Toca 5 è uno studio randomizzato di Toca 511 e Toca FC rispetto al trattamento standard previsto per la cura di pazienti con glioma ricorrente di alto grado.

- **Come funziona la terapia Toca.** La terapia Toca richiede l'uso di due farmaci, Toca 511, che viene iniettato nel tumore, e Toca FC, che viene assunto per via orale. Toca 511 è un virus progettato per infettare solo le cellule tumorali cerebrali, lasciando inalterate le cellule normali. Quando il virus Toca 511 infetta una cellula tumorale, aggiunge un gene alla cellula. Questo gene, a sua volta, codifica un enzima che può convertire selettivamente il farmaco antibiotico Toca FC in chemioterapia tossica (chiamata 5-FU) per il tumore. Dopo l'iniezione del virus Toca 511, il farmaco antibiotico Toca FC viene quindi somministrato per via orale ogni tot settimane e uccide le cellule tumorali che hanno abbastanza copie dell'enzima per convertire il Toca FC in 5-FU. Le cellule tumorali infettate dal virus Toca 511 che non producono ancora abbastanza enzima possono servire da serbatoi che continueranno a diffondere l'infezione. Ad ogni ingestione dell'antibiotico Toca FC, il processo ricomincia da capo e si ripete fino a quando l'intero tumore non è potenzialmente scomparso.

Immunoterapia / terapia con vaccino

L'immunoterapia, compresi i vaccini, è una delle aree di ricerca più interessanti per il cancro in generale e per i tumori del cervello in particolare. Sono attualmente in corso numerosi studi clinici sull'immunoterapia per tumori cerebrali. L'immunoterapia funziona migliorando la risposta del sistema immunitario dell'organismo contro le cellule cancerogene.

Esistono due tipi principali di approcci al vaccino:

- **Vaccini personalizzati.** I vaccini personalizzati richiedono che un campione di tumore venga inviato a un laboratorio per identificare antigeni (proteine) specifici per il tumore sulla superficie delle cellule tumorali. Antigeni tumorali specifici sono combinati con cellule dendritiche del paziente - un tipo di cellula immunitaria trovata nei tessuti - per formare un vaccino personalizzato. Questi antigeni stimolano una risposta immunitaria, attivando le cellule immunitarie T killer per distruggere il tumore. I risultati di alcuni primi studi sui vaccini hanno suggerito che i pazienti con glioblastoma che ricevono un vaccino personalizzato sopravvivono più del doppio rispetto ai pazienti che ricevono solo il trattamento standard. Si noti che: se si è interessati al trattamento con un vaccino personalizzato, è necessario prendere accordi prima dell'intervento chirurgico per far produrre il vaccino o conservare i tessuti congelati in modo da poter effettuare il vaccino in seguito.

- **Vaccini "a Stock".** I vaccini a Stock usano un approccio diverso. Cercano target comuni nei tumori e creano un vaccino che attacca questi target. Ad esempio, esiste una proteina chiamata Survivin nel glioblastoma che impedisce alle cellule tumorali di morire. I ricercatori hanno creato un vaccino sintetico, chiamato SurVaxM, che stimola il sistema immunitario a colpire questa molecola tumorale. In uno studio di fase II su pazienti con glioblastoma di nuova diagnosi, la combinazione di questo vaccino sopravvissuto con il trattamento standard di cura ha fornito un beneficio di sopravvivenza anche in pazienti con uno stato di MGMT non metilato. Sono in corso altri studi con SurVaxM usato come terapia aggiuntiva per glioma di alto grado. Un altro virus su cui si concentrano le ricerche è il PVS-RIPO, una forma artificiale di vaccinazione contro la poliomielite. I virus della poliomielite possono attaccarsi e infettare le cellule maligne dei gliomi. Una volta all'interno delle cellule di glioma, i virus le distruggono, causando una risposta immunitaria in modo che altre cellule tumorali possano essere riconosciute e distrutte dal sistema immunitario. Di recente, la FDA ha concesso a PVS-RIPO per via eccezionale la designazione della terapia come potenziale trattamento per i pazienti con glioblastoma ricorrente, citando i risultati di uno studio clinico di fase I in corso.

Il Brain Tumor Virtual Trial

Il Brain Tumor Virtual Trial è un database gestito dalla Fondazione Musella. Si tratta di un database di pazienti affetti da tumore al cervello, dei trattamenti che stanno utilizzando e dei loro risultati. I partecipanti registrano i trattamenti che loro e le loro equipe mediche decidono di perseguire. La Fondazione Musella non dice ai partecipanti quali trattamenti ricevere limitandosi a registrare i risultati. Non ci sono costi per partecipare a questa iniziativa. Il paziente o chi lo segue registra informazioni su semplici moduli direttamente sul sito Web www.virtualtrials.com e pubblica un aggiornamento ogni mese. Viene inviato un promemoria via e-mail il primo giorno di ogni mese. Il paziente o chi si occupa di lui invia anche copie dei referti della risonanza magnetica (solo i referti, non le immagini della risonanza magnetica) e rapporti del patologo in modo che le informazioni possano essere verificate. I partecipanti sono in grado di visualizzare i risultati della raccolta dati in tempo reale.

Il concetto alla base del Brain Tumor Virtual Trial è quello di identificare quali trattamenti o quali combinazioni di trattamenti funzionano meglio. Oltre a fornire maggiori informazioni ai ricercatori sugli effettivi benefici delle terapie, il sistema aiuta anche i partecipanti a imparare a diventare gestori esperti della proprie condizioni mediche. Ad esempio, i partecipanti possono generare report sulle informazioni che hanno inserito e ottenere un grafico sul progresso nel tempo del proprio stato di salute. Per ulteriori informazioni sul Brain Tumor Virtual Trial visitate il sito : www.virtualtrials.com/brain/index.cfm.

Quindi ricordati che:

- Gli studi clinici possono rappresentare le migliori possibilità per la tua sopravvivenza o per una migliore qualità della vita.

- Sul sito web www.virtualtrials.com della Fondazione Musella, trovi un elenco completo di studi clinici, che possono essere cercati in più modi, incluso il tipo di tumore e il numero di centri partecipanti.

- Fino ad oggi, solo alcuni farmaci e dispositivi sono stati approvati dalla Food and Drug Administration specificamente per il trattamento dei tumori cerebrali.

- L'immunoterapia funziona migliorando la risposta del sistema immunitario dell'organismo contro le cellule tumorali e sono in corso numerosi studi di immunoterapia specifici per i tumori cerebrali.

- Puoi iscriverti al registro Virtual Trail sui tumori cerebrali gestito dalla Fondazione Musella: si tratta di un database di pazienti affetti da tumore al cervello e include i trattamenti che hanno seguito e i relativi esiti.

Storia di un sopravvissuto #6

Il 19 settembre 2012 ho avuto un attacco epilettico. È successo durante la mia pausa pranzo al lavoro, stavo parlando con un collega quando ho iniziato a sentirmi strana. Mi sembrava di incrociare gli occhi. Mi è sembrato fosse passato solo un minuto, ma la cosa successiva che ricordo è che ero sdraiata sul pavimento, con un tecnico di emergenza che mi chiedeva se riuscivo a vederlo. Anche il mio collega mi guardava e sembrava spaventato. Avevo 35 anni, ero madre di due giovani ragazze e in buona salute. Raramente avevo avuto anche mal di testa, figuriamoci un attacco epilettico.

Ho trascorso diversi giorni al vicino ospedale. Sono seguiti altri attacchi epilettici. Una biopsia ha rivelato che avevo un glioblastoma di IV grado nel mio lobo parietale sinistro. La famiglia e gli amici hanno studiato le possibili opzioni di trattamento e abbiamo selezionato un centro oncologico integrato come il luogo migliore per iniziare il mio piano di trattamenti. Il mio medico mi ha subito detto che con un tumore di quelle dimensioni avrei dovuto sottopormi subito a una resezione chirurgica immediata invece di fare una biopsia.

Nel centro oncologico, mi sono sottoposta a un intervento chirurgico per rimuovere quanto più possibile del tumore. Durante l'intervento chirurgico, il neurochirurgo ha posizionato i Gliadel wafer nella cavità tumorale. Dopo l'intervento chirurgico, ho completato il trattamento con radioterapia per 4 settimane e temozolomide concomitante (Temodal). Dopo le radiazioni, ho continuato con il temozolomide adiuvante a casa e ho fatto una risonanza magnetica ogni 2 mesi.

Sette mesi dopo la mia prima diagnosi, mi ero ripresa abbastanza bene da correre una gara di 5 km con la mia famiglia. Ma la terapia adiuvante con temozolomide mi faceva sentire debole, e le risonanze indicavano che il mio tumore si era ripresentato nel sito originale. Quando mi era stato diagnosticato il glioblastoma, il profilo molecolare del mio tumore indicava che avrebbe potuto non reagire agli agenti alchilanti come il temozolomide poichè il mio stato MGMT era non metilato.

Nell'autunno del 2013, io e la mia famiglia abbiamo iniziato un'intensa ricerca di una sperimentazione clinica. Sentivamo che il tipo di sperimentazione clinica che avrebbe offerto la maggior speranza sarebbe stato quello che avrebbe migliorato la risposta del mio sistema immunitario insegnandogli a combattere le cellule tumorali. Abbiamo cercato siti Web, in particolare l'elenco degli studi clinici sul sito Web www.clinictrials.gov della National Library of Medicine degli Stati Uniti, e alla fine abbiamo ristretto la ricerca ad un elenco di pochi potenziali studi clinici.

Per trovare una sperimentazione clinica, abbiamo dovuto considerare la mia ammissibilità e la natura dello studio. Ho fatto domanda di inclusione in diversi studi clinici e sono stata sul punto di entrare in due di questi prima di venire accettata in uno studio clinico presso un centro oncologico integrato a Los Angeles che mi sembrava veramente adatto a me.

Mio marito ed io siamo volati fino a Los Angeles dove ho subito un secondo intervento chirurgico per rimuovere il tumore ricorrente e per l'inserimento di una porta impiantata nella mia scatola cranica. Dopo che le cellule del mio tumore sono state raccolte, le cellule immunitarie

T killer prelevate dal mio corpo e dai donatori sono state "addestrate" ad attaccare il tumore. L'idea di massima era che queste cellule immunitarie T modificate potevano essere inserite ogni due mesi attraverso la porta impiantata per aiutare il mio corpo a combattere eventuali cellule tumorali residue.

Dopo la seconda resezione, sono tornata a casa in attesa di ritornare a Los Angeles per la prima sessione di trattamento. A causa del secondo intervento chirurgico avevo perso la vista all'occhio destro e avevo anche una moderata ma costante febbre. Ero comunque pronta e decisa a procedere. Sono ritornata in California e ho ricevuto la prima iniezione attraverso la porta. Sfortunatamente, la mia febbre peggiorò e si scoprì che avevo sviluppato una meningite perché il mio corpo stava rigettando la porta che mi era stata impiantata. Ho quindi dovuto subire un altro intervento chirurgico per rimuovere la porta e si è deciso di posizionare le cellule immunitarie T modificate direttamente sul sito tumorale.

Ci è voluto un periodo di terapia intensiva, tempo e antibiotici. Fortunatamente, dopo diverse settimane mi sono ripresa dalla meningite. Sono stato deluso di apprendere che non potevo continuare nella sperimentazione clinica. Ma le mie scansioni MRI non più hanno mostrato segni di tumore. Prendemmo la decisione di tornare a casa ad aspettare. Sto aspettando da quattro anni e mezzo. Finora, le mie scansioni MRI non hanno mostrano segni di ricorrenza.

Il cancro e gli interventi chirurgici mi hanno messo a dura prova. Anche se sto assumendo farmaci antiepilettici perché ho ancora di tanto in tanto delle convulsioni. Non ho recuperato la vista all'occhio destro e non sono stata in grado di tornare alla mia precedente carriera di ingegnere meccanico. Ma sono fortunata. Sono una mamma casalinga di due ragazze meravigliose. Posso cucire e lavorare nel mio giardino. Trascorro del tempo con i miei amici e la mia famiglia e mi godo la vita. Spero che presto tutti possano avere trattamenti più efficaci della chemioterapia standard.

Trattamenti alternativi e complementari

Discutere di trattamenti alternativi e complementari è un po come discutere di religione e politica. Questi argomenti sono difficili e con un grosso carico emotivo, spesso vi è associata molta paura e possono esserci diversi punti di vista.

Questa guida ti offrirà una panoramica sui trattamenti alternativi e complementari, ma come per qualsiasi altra cosa, la decisione finale di utilizzarli o meno deve essere tua.

I trattamenti alternativi sono trattamenti che non hanno ancora dimostrato di funzionare sulla base di test scientifici e sono utilizzati IN ALTERNATIVA ai trattamenti tradizionali.

Anche i trattamenti complementari non hanno ancora dimostrato di funzionare ma sono utilizzati IN AGGIUNTA ai trattamenti tradizionali. Una volta che un trattamento ha dimostrato di funzionare, passa da "alternativo" / "complementare" a "standard".

Il percorso di sviluppo di un trattamento

Quando qualcuno inventa o scopre una terapia che ritiene possa trattare efficacemente un tumore al cervello, il percorso attraverso cui il trattamento diventa parte della medicina tradizionale inizia con test di laboratorio su colture cellulari e/o su animali. Se il trattamento sembra ancora promettente, inizia la sperimentazione clinica (trial). Abbiamo discusso gli studi clinici in un altro capitolo, ma fondamentalmente il trattamento viene testato su persone con un tumore al cervello e viene confrontato con i dati storici o con un gruppo di controllo.

Le prime fasi di una sperimentazione, quando il trattamento viene testato solo su poche persone, non possono dimostrare l'efficacia del trattamento. Tutti gli studi di fase III hanno avuto esiti positivi nella fase I e nella fase II. Tuttavia, la maggior parte degli studi di fase III sul tumore al cervello non dimostra benefici significativi rispetto al trattamento standard anche se il nuovo trattamento sembrava molto promettente nelle fasi precedenti. La ragione di questo è che il decorso di un tumore al cervello è variabile. Una piccola percentuale di pazienti andrà bene indipendentemente dal trattamento che gli viene offerto, e la storia naturale è come le montagne russe con salite e cadute repentine. Se per caso selezioni un gruppo di pazienti affetti da tumore al cervello che presentano il sottotipo, la genetica, l'età, l'estensione della resezione, il punteggio Karnofsky Performance Status e altri fattori prognostici giusti e sono fortunati possono ottenere esiti positivi in un trial ristretto anche se il trattamento in realtà non è valido come il trattamento standard.

Il passo successivo consiste nel testare il trattamento su un grande gruppo. Quando quando questo avviene si esegue uno studio clinico randomizzato, in cui alcuni pazienti selezionati a caso vengono destinati a ricevere un trattamento con la nuova terapia, altri con il placebo (una sostanza inattiva che assomiglia alla nuova terapia) e altri ad utilizzare il trattamento standard. Quando i gruppi vengono confrontati, si riesce ad avere un'idea molto più precisa su quanto sia efficace una nuova terapia poiché tutte le variabili sono controllate. Le prove devono essere ripetute più volte su un gran numero di pazienti prima che si possa sapere se l'effetto è legato al trattamento o al caso.

La statistica viene utilizzata per cercare di dare un senso ai risultati del trial. Viene calcolato un numero chiamato livello di significatività. Il numero di solito scelto come benchmark è 0,05 il che significa che esiste una probabilità del 95% che l'effetto osservato nello studio sia stato causato dal trattamento e non dal caso. Per contro questo significa che se si eseguono 100 prove di un farmaco non efficace, circa 5 di quelle prove potrebbero riportare un successo per caso. Questo è il motivo per cui sono necessarie più prove ed è meglio se vengono condotte in diversi centri.

La Food and Drug Administration (FDA) approverà un farmaco migliore del trattamento standard o buono come il trattamento standard ma con minori effetti collaterali. Una volta che un trattamento è approvato dalla FDA, tutti possono accedervi, non solo coloro che hanno partecipato allo studio clinico.

Come vengono sviluppati trattamenti alternativi

Viene sviluppato un trattamento alternativo quando qualcuno ha l'idea che una certa terapia possa aiutare un tumore al cervello, oppure i ricercatori notano che un sopravvissuto al tumore al cervello ha provato una certa terapia. Quindi si prova il trattamento su alcuni pazienti con un tumore al cervello e si vede se alcuni di loro migliorano. Come accennato in precedenza, alcuni pazienti con tumore al cervello non sono significativi poiché i ricercatori potrebbero essere stati fortunati e aver scelto pazienti che magari avrebbero ottenuto risultati positivi anche senza il trattamento in esame.

Studio clinico randomizzato: Uno studio in cui i partecipanti sono assegnati a caso a gruppi separati per confrontare diversi trattamenti; né i ricercatori né i partecipanti possono scegliere a quale gruppo appartenere. La casualità della scelta garantisce che i gruppi saranno omogenei e che i trattamenti che riceveranno potranno essere confrontati in modo obiettivo. Al momento dello studio non è noto quale sia il trattamento migliore. È scelta del paziente partecipare o meno ad uno studio randomizzato.

A questo punto, i ricercatori sono convinti che il trattamento funzioni e cercano di promuoverlo in modo che più persone possano trarne beneficio. In molti casi, queste sono le persone più ben intenzionate e con le migliori motivazioni. Hanno visto qualcosa funzionare in alcuni pazienti e vogliono che anche altri ne traggano vantaggio. Tuttavia, la differenza sta nella scienza. A questo punto, sarebbe bene seguire la strada maestra e fare prove rigorose del nuovo trattamento, che se superasse i test, potrebbe diventerebbe mainstream e aiutare tutti. Tuttavia, spesso non è questo il percorso che viene seguito. Molti promotori di terapie alternative e complementari saltano le prove e passano al marketing. Usano casi individuali o piccoli studi per giustificare il trattamento.

Su Internet leggiamo diversi casi di questi tipi di trattamenti, ma queste storie presentano un nuovo enorme problema: la distorsione nella selezione. Ciò significa che si hanno notizie e si vedono le persone che stanno bene e hanno tratto vantaggio dal trattamento, ma non si sa nulla delle persone che invece sono morte. Se ad esempio il trattamento standard per un tumore al cervello consente un periodo di sopravvivenza medio di 18 mesi (e alcuni dei trattamenti sperimentali più che il doppio), un trattamento alternativo dovrebbe raggiungere gli stessi risultati per poter affermare che vale almeno quanto il trattamento standard.

In altre parole: se prendi 1000 pazienti e li sottoponi a un trattamento standard, ti aspetteresti che 500 di loro siano vivi dopo 18 mesi. Se prendi gli stessi 1000 pazienti e dai loro un trattamento che è efficace la metà del trattamento standard, ti aspetteresti di vederne 250 in vita dopo 18 mesi. Se vedi 250 persone che ti dicono che questo trattamento miracoloso alternativo ha funzionato per loro potresti tendere a credere che sia risolutivo. Ma non vedi i 750 morti che non possono dirti che il trattamento non ha funzionato su di loro. Quindi, a quel punto, quale domanda dovresti porre? Se ti dicono che hanno 250 sopravvissuti ad un tumore al cervello dopo 18 mesi dovresti chiedere quanti pazienti hanno iniziato il trattamento? Se sono 250 su 250, è un miracolo. Se invece sono 250 su 1000, vuol dire che il trattamento è efficace la metà del trattamento standard.

Spesso coloro che raccomandano trattamenti alternativi per malattie gravi diranno "Vale la pena provare perché il trattamento standard non è una cura". Questa affermazione è errata, perché anche se il trattamento stesso non è tossico o pericoloso, l'uso di tale trattamento potrebbe interferire con il trattamento basato sui risultati scientifici, oppure a volte potrebbe essere utilizzato addirittura come unico trattamento (se si decide di interrompere il trattamento scientifico che, sebbene non curativo, può prolungare la vita e portare temporaneamente un po' di sollievo ai pazienti).

Inoltre, l'alto costo del trattamento alternativo, di solito non coperto dall'assicurazione sanitaria, può causare gravi problemi finanziari alle famiglie e ai pazienti che si aggrappano disperatamente all'illusione di una "cura" offerta da coloro che vendono questi trattamenti non basati sui risultati scientifici.

Ci sono "semafori rossi" a cui prestare attenzione quando ci si avvicina a trattamenti non scientifici. Di seguito riportiamo alcuni dei più comuni "semafori rossi" associati ai trattamenti alternativi:

- Sono proprietari (disponibili da una sola fonte di approvvigionamento o da un numero limitato di fonti) e non sono disponibili sul mercato farmaceutico standard (soggetto a supervisione e regolamentazione da parte del governo).

- Sono costosi e i pazienti e le loro famiglie di solito devono "pagare" in anticipo prima di poter iniziare o continuare il trattamento. La maggior parte dei veri studi clinici sono autorizzati e controllati da enti governativi e sono supportati da sovvenzioni pubbliche o private in modo che i pazienti paghino poco o nulla per il trattamento. La maggior parte degli studi legittimi sono condotti in o da importanti università o da altri istituti di istruzione superiore, mentre la maggior parte degli schemi alternativi è gestita da entità a scopo di lucro.

- I risultati dei programmi alternativi non hanno superato il test di revisione da parte di una rivista scientifica peer-reviewed (nella maggior parte dei casi, i dati non sono stati nemmeno inviati a riviste scientifiche peer-reviewed per la pubblicazione). I programmi alternativi si basano su "testimonianze" di pazienti o ex pazienti, e questi sono altamente inaffidabili, specialmente quando la diagnosi (di cancro) non è stata basata su tecniche diagnostiche scientifiche, come l'esame patologico dei tessuti.

- Spesso i fornitori di cure alternative tendono a parlare male della medicina scientifica tradizionale, affermando spesso che la medicina organizzata è parte di una gigantesca cospirazione per costringere i pazienti a ricevere cure ortodosse per il puro guadagno economico della classe medica.

I pazienti affetti da tumore al cervello contattano frequentemente la Fondazione Musella. Molti di loro hanno provato praticamente tutti i trattamenti alternativi proposti per i tumori cerebrali. Alcuni di loro ottengono buoni risultati. La maggior parte no. Li seguiamo con il nostro progetto di Brain Tumor Virtual Trial.

Rivista scientifica peer-reviewed: Una pubblicazione che contiene articoli originali che sono stati scritti da scienziati e valutati per la qualità tecnica e scientifica e la correttezza da altri esperti dello stesso campo.

Analizzando i nostri dati raccolti con questo progetto, abbiamo scoperto che nessuno dei trattamenti alternativi segnalati ha avuto alcun effetto sull'esito dei singoli casi.

Teniamo d'occhio anche i pazienti che non aderiscono al progetto. Quelli che usano trattamenti tradizionali vanno meglio di quelli che usano solo trattamenti alternativi. Abbiamo visto molte persone peggiorare e morire rapidamente quando rifiutano i trattamenti standard. Di solito cambiano idea verso la fine e iniziano i trattamenti standard, ma ovviamente è troppo tardi. Sfortunatamente, danno la colpa per la loro morte al trattamento standard.

Tuttavia, quando si tratta di trattamenti complementari, se si utilizzano in aggiunta au trattamenti standard si possono ottenere alcuni risultati positivi. Alcuni trattamenti complementari vi aiutano con gli effetti collaterali del trattamento tradizionale, altri possono rendere i trattamenti tradizionali più efficaci. Tuttavia, tenete presente che se ritenete che un trattamento complementare sia abbastanza potente da cambiare il decorso del tumore in modo positivo, è altrettanto probabile - o anche di più – che sia in grado di cambiarlo in modo negativo. Il corpo umano è molto complesso. Non si può prevedere cosa succederebbe se cambiassi una cosa, perché un piccolo cambiamento può sconvolgere il delicato equilibrio del corpo e avere conseguenze imprevedibili. L'unico modo per saperlo è provarlo attraverso un test clinico ben progettato. I sostenitori del trattamento talvolta dicono che visto che nessuno ci guadagna nessuno vorrà finanziare i test clinici. Questo non è vero. La Fondazione Musella, così come la maggior parte delle oltre 100 altre fondazioni sui tumori cerebrali, finanzia progetti di ricerca di questo tipo.

Le teorie della cospirazione possono essere messe a tacere da questi due semplici ragionamenti: (1) non c'è alcun modo con cui l'industria medica sia abbastanza organizzata per tenere lontano dall'opinione pubblica una cura che sarebbe il più grande produttore di ricchezza al mondo; e (2) ci sono molti ricercatori che dedicano la propria vita alla ricerca della cura.

I pazienti devono imparare a porre le giuste domande critiche:

- Che cos'è esattamente questo trattamento?

- Chi l'ha ricevuto?

- Quanti pazienti con tumore al cervello hanno ottenuto risposte documentate e quanti pazienti l'hanno provato?

- Come vengono valutate le risposte?

- Perché non viene somministrato come parte della terapia tradizionale negli Stati Uniti?

- Come è stata fatta la diagnosi del tumore al cervello? In alcuni paesi, le scansioni MRI non sono di routine per i pazienti con tumore cerebrale e anche se esiste una risonanza magnetica, ci sono alcune malattie che sembrano simili a un tumore al cervello. Una biopsia è il modo migliore per capire se la diagnosi è veramente quella di un tumore al cervello e di che tipo è la lesione.

- I risultati del trattamento sono stati pubblicati in una rivista scientifica peer-reviewed? In caso contrario, perché no?

Quindi ricordati che:

- I trattamenti alternativi non hanno ancora dimostrato di funzionare sulla base di test scientifici e vengono utilizzati al posto dei trattamenti tradizionali.

- I trattamenti complementari non hanno ancora dimostrato di funzionare sulla base di test scientifici, ma sono utilizzati in aggiunta ai trattamenti tradizionali.

- Esistono diversi "semafori rossi" a cui prestare attenzione se si considera l'utilizzo di trattamenti non scientifici ossia: disponibilità di poche fonti di approvvigionamento dei prodotti, un costo elevato, si basano su "testimonianze" dei pazienti piuttosto che sulla pubblicazione di dati su riviste scientifiche peer-reviewed e chi li offre ti parlerà dell'esistenza di una cospirazione.

- Devi imparate a porre le domande critiche relativamente ai trattamenti alternativi e complementari. Di cosa si tratta e come funziona? Chi e quanti l'hanno ricevuto? Come sono state valutate le risposte? Perché non fa parte della pratica tradizionale? Come è stata confermata la diagnosi di tumore al cervello? I dati sul trattamento sono stati pubblicati in una rivista scientifica peer-reviewed?

Storia di un sopravvissuto #7

Nel settembre 2008 ho avuto vertigini e un'accresciuta sensibilità alle luci intense. Quando ho fatto una visita il mio medico di famiglia mi ha ordinato un esame del sangue e mi ha chiesto di indossare il monitor Holter, pensando che avrei potuto avere un problema al cuore. Avevo 43 anni e, a parte la bassa pressione sanguigna, ero in buona salute.

Il 2 ottobre 2008, mi sono svegliato alla mia solita ora, alle 6:30 del mattino, ho seguito la mia routine, ho svegliato i bambini, fatto colazione, pranzo, ecc., Mi sentivo bene. Intorno alle 8:00 ho avuto di nuovo le vertigini e ho iniziato a sbattere contro i bordi delle porte e inciampare mentre camminavo sul tappeto. Mia figlia, 11 anni, mi stava parlando e non riuscivo a capire cosa stesse dicendo. Ho iniziato a essere preso dal panico e stavo sudando. Ho dovuto portare mia figlia alla fermata dell'autobus e capire cosa stesse succedendo. Sono tornata a casa dalla fermata dell'autobus tremando e spaventata. Il mio lato sinistro era tutto strano. Ho pensato che stavo avendo un ictus.

Ho chiamato mio marito al lavoro e gli ho detto che dovevo andare al pronto soccorso. Si è precipitato a casa e mi ha portato in ospedale, dove sono stata portata subito a fare un elettrocardiogramma. Mi hanno detto che non avevo avuto un ictus e che non c'era niente di sbagliato nel mio cuore, e si stavano preparando a rimandarmi a casa, pensando che avrei potuto avere solo un mancamento temporaneo. Con un po' di pressione da parte di mio marito e del mio medico di famiglia, sono andata a fare una TAC. Poco dopo è arrivata la notizia: un tumore al cervello di 3 cm. Il tumore si trovava vicino alla superficie nella regione parietale sinistra, appena sopra il mio orecchio. Ci è stato detto di andare direttamente e immediatamente al centro neurologico regionale.

Sconvolti e storditi, siamo prima andati a prendere i nostri figli al liceo e alle scuole elementari, abbiamo raccontato loro cosa stava succedendo, abbiamo fatto un pianto di gruppo, li abbiamo portati a casa e poi siamo andati al centro. Ho subito un intervento chirurgico 5 giorni dopo. Il chirurgo è stato in grado di rimuovere solo il 25% del tumore poiché il tumore era molto simile in quanto ad aspetto al tessuto sano e il chirurgo non era in grado di distinguere tra i due. Mentre eravamo angosciati e preoccupati dalla notizia, il chirurgo ci ha detto di non preoccuparci visto che in questi tipi di casi, la chirurgia non è il fattore determinante nel risultato finale. Dopo una settimana di ospedale sono stata mandato a casa per riprendermi e attendere i risultati della biopsia. Mi è stato diagnosticato un astrocitoma anaplastico di grado III e sono stata indirizzato a un centro oncologico per i trattamenti successivi.

All'inizio, a volte eravamo scoraggiati, specialmente mentre acquisivamo più informazioni su questa malattia. In particolare, sebbene Internet possa essere un'enorme fonte di informazioni, può contenere anche informazioni fuorvianti. Una delle cose più spaventose da leggere erano le statistiche di sopravvivenza che sono scoraggianti. Ad un certo punto ho preso coscientemente la decisione di non pensare alle statistiche e incoraggio tutti coloro che stanno vivendo l'esperienza di un tumore al cervello a fare lo stesso, perché non siamo statistiche.

La mia valutazione iniziale presso il centro per il trattamento dei tumori è avvenuta il 30 ottobre. Il mio oncologo radioterapista e l'oncologo medico ritenevano che, poiché ero giovane e forte, avrei potuto sopportare il trattamento più aggressivo. Il 17 novembre ho iniziato un regime di trattamento di radioterapia e chemioterapia combinate. Avevo radioterapia dal lunedì al venerdì e assumevo una bassa dose di temozolomide (Temodal) 7 giorni la settimana. Ho sospeso la radioterapia durante il periodo natalizio e ho terminato questa fase di trattamento il 5 gennaio. Nel complesso, l'ho tollerata molto bene. Oltre a perdere i capelli, il più grande effetto collaterale negativo che ho sentito è stato un aumento della fatica. Anche gli steroidi che stavo prendendo per alleviare il mal di testa e diminuire la pressione al cervello hanno causato gonfiore e influenzato il mio sonno.

Dopo un periodo di recupero di quattro settimane, ho fatto una risonanza magnetica che ha dimostrato che il tumore si era ridotto. Quel giorno ho iniziato la fase successiva del mio trattamento, che consisteva in una dose più elevata di temozolomide per 12 mesi secondo lo schema che prevede un ciclo di 5 giorni di trattamento e 23 giorni di riposo. Era stata fissata una dose obiettivo di chemioterapia verso la quale i miei medici mi hanno portato gradualmente. Con dosi più basse, ho tollerato bene la chemioterapia a parte la presenza di un po' di nausea e vomito, ma quando sono stata portata alla dose obiettivo, il mio corpo mi ha dato una sensazione generalizzata di prurito, mi sentivo stanca e il mio livello di piastrine nel sangue si è ridotto notevolmente. Ho dovuto fare una pausa per riprendermi e ho poi ricominciato con una dose più bassa di chemioterapia, che ho mantenuto fino al termine del trattamento. Da allora non ho più dovuto sottopormi a trattamenti.

Ora sono una sopravvissuta di 10 anni di astrocitoma anaplastico di grado III. Ho difficoltà a gestire più cose contemporaneamente e ho problemi con la memoria a breve termine, il che significa che devo prendere appunti per qualsiasi cosa. Questa è stata la mia "nuova normalità", ma non mi lamento.

Una cosa che non ho ancora menzionato, che ritengo molto importante, è l'importanza di avere un atteggiamento positivo e, per me personalmente, il potere della fede. Ero circondata da persone che mi tiravano su di morale e mi incoraggiavano sempre. Ringrazio Dio ogni giorno per il miracolo della guarigione che ho ricevuto.

Trattamenti sintomatici e problemi di sesso e fertilità

Nel trattamento dei tumori cerebrali, non diversamente dal trattamento di qualsiasi altra malattia acuta o cronica, una varietà di farmaci viene utilizzata per combattere i sintomi, come il dolore, l'affaticamento, il gonfiore e le convulsioni. I farmaci possono includere antibiotici, steroidi, analgesici o narcotici e farmaci anti convulsioni. È importante prendere coscienza e assumersi la responsabilità dei farmaci che si assumono per garantire la propria sicurezza. Poiché il tuo team medico sarà composto da medici di varie specialità, ognuno dei quali può prescrivere farmaci diversi o alterare i dosaggi nel corso delle vostre cure, è fondamentale tenere dei registri aggiornati e accurati nel vostro raccoglitore per il trattamento su tutte le tue medicine che assumi, tra cui:

- I farmaci che stai attualmente assumendo (compresi i dosaggi) e chi è responsabile del monitoraggio (medico prescrittore) o della fornitura di dei farmaci. Queste informazioni possono essere molto utili per qualsiasi operatore sanitario in cerca di informazioni o assistenza per tuo conto.

- I farmaci che hai preso in passato, riportando la loro funzione e il loro valore (ad esempio, "è stato molto utile per dormire").

- I farmaci sono che stati sospesi a causa di effetti collaterali negativi.

- Eventuali reazioni allergiche o avverse, lievi o meno, indicate in ROSSO.

Dovresti sempre:

- Chiedere ai tuoi medici di rivedere l'elenco di farmaci che stai assumendo prima di prescrivere qualcosa di nuovo.

- Verificare che il farmaco raccomandato sia coperto dal formulario del farmaco del piano assicurativo o se è necessaria un'autorizzazione preventiva.

- Per evitare di assumere il farmaco sbagliato in farmacia (una preoccupazione crescente), annota il farmaco specifico e il dosaggio come indicato sulla tua prescrizione prima di inviarlo a un farmacista e confronta queste informazioni con l'etichetta sulla confezione che ricevi per assicurarti che sia lo stesso farmaco indicato sulla prescrizione.

- La tua prescrizione potrebbe essere soddisfatta con il farmaco generico se il tuo medico non ha prescritto esplicitamente il farmaco di una casa farmaceutica. Se il farmaco che ricevi è diverso da quello che è stato scritto sulla prescrizione originale dal tuo medico, chiedi al farmacista. Chiedi anche al farmacista cosa ne pensa del corrispondente generico. La maggior parte dei farmaci generici va bene, ma per alcuni farmaci che hanno un range di efficacia molto limitato, come i farmaci antiepilettici, può essere utile pagare un extra per il nome del marchio o utilizzare sempre la stessa marca del generico.

Ove possibile, acquistare tutte le prescrizioni da una singola farmacia può essere un'ulteriore protezione contro gli errori medici, prevenendo interazioni farmacologiche negative, poiché la maggior parte delle farmacie ora utilizza sistemi informatici che contrassegnano automaticamente interazioni pericolose rispetto ai farmaci che già si assumono. Se il medico non ricorda un particolare farmaco che potrebbe presentare un problema, è probabile che il farmacista lo faccia. Tuttavia, chiedere ai propri medici di rivedere la scheda dei farmaci nel vostro raccoglitore per il trattamento - ogni volta che viene prescritto un nuovo farmaco - è un importante passo salva-vita.

È importante comprendere gli effetti collaterali e le interazioni farmacologiche di tutti i farmaci che vi vengono prescritti. La maggior parte dei farmaci che utilizziamo hanno foglietti illustrativi molto completi che elencano ogni effetto collaterale mai segnalato da persone che li hanno assunti, indipendentemente dal fatto che fosse il farmaco a causarlo o meno. Il punto è essere consapevoli degli effetti collaterali più comuni e considerarli senza per questo essere spaventati da tutti i possibili effetti collaterali. Ulteriori informazioni relative ai farmaci e alle interazioni farmacologiche sono disponibili su siti Web come Drugs.com (www.drugs.com).

Di seguito riportiamo un elenco generale di farmaci comunemente usati per trattare i sintomi e/o gli effetti causati dallo stesso tumore cerebrale o derivanti da interventi chirurgici e/o altri trattamenti standard dei tumori cerebrali. Sono noti molti degli effetti collaterali significativi / comuni associati a un particolare farmaco, ma l'elenco potrebbe essere incompleto. Il medico può consigliarvi farmaci non trattati in questa guida generale. Si consiglia di discutere e comprendere a fondo tutti i benefici e gli effetti collaterali con il proprio medico prima di fargli emettere una prescrizione. I medici sono spesso creature abitudinarie: chiedete informazioni su farmaci alternativi e perché il vostro medico ha scelto un farmaco rispetto ad un altro. Questa è una panoramica generale. Chiedete sempre al vostro medico prima di prendere qualsiasi cosa, anche i farmaci antidolorifici da banco.

Generico: nomi ufficiali non di marca con i quali sono noti i medicinali. I nomi generici di solito si riferiscono al nome chimico del farmaco o del principio attivo.

Antidolorifici

Poiché il cervello stesso non sente dolore, gli studi dimostrano che i medici che curano i pazienti per tumori cerebrali spesso trascurano il dolore. Tuttavia, il dolore come sottoprodotto della malattia o a causa di complicanze da un intervento chirurgico o altre forme di trattamento è reale e merita attenzione. Mal di testa da infiammazione o tensione cerebrale, suture del cuoio capelluto, dolori muscolari e lesioni all'attaccatura dei capelli a causa della terapia con steroidi, lividi e piaghe da pressione su braccia e fianchi causati da riposo prolungato a letto richiedono un trattamento. Il dolore non trattato può rallentare la guarigione, ridurre le riserve emotive, esacerbare la depressione e la privazione del sonno e compromettere la qualità della vita.

- **Dolore lieve**. Il livello più basso di dolore può di solito essere gestito con Tylenol (acetaminofene), Advil (ibuprofene) o Aleve (naprossene). Si noti che l'aspirina può influire sulla velocità con cui il tuo sangue coagula il che può essere bene o male. Chiedi sempre al tuo medico prima di utilizzarla.

- **Dolore moderato**. Farmaci da prescrizione più potenti, come Percocet (la combinazione di ossicodone e acetaminofene) e il Percodan (la combinazione di ossicodone e aspirina), possono essere assunti come indicato da un medico.

- **Dolore forte**. Codeina, Vicodin (la combinazione di idrocodone e acetaminofene), ossicodone e farmaci più potenti di tipo morfina hanno un'azione di lunga durata e vengono assunti meno frequentemente. Molti vengono anche somministrati in forma di "patch" per assorbimento lento e sollievo continuo. Il Ritalin (metilfenidato) è usato per trattare il disturbo da deficit di attenzione e iperattività (ADHD). Se assunto a piccole dosi con farmaci antidolorifici, il Ritalin può aumentare l'effetto narcotico (aumentando il sollievo dal dolore) riducendo la sonnolenza comunemente associata a questi farmaci. Ritalin ha anche dimostrato di essere utile per i pazienti che soffrono di affaticamento. In base alle informazioni disponibili sui farmaci che contengono morfina, questi non devono essere utilizzati in pazienti con tumori cerebrali. Tuttavia, sono ancora comunemente utilizzati e i benefici possono superare i rischi quando si soffre di un forte dolore. Discutere di eventuali dubbi con il proprio medico.

Farmaci per il gonfiore

Gli steroidi sono potenti farmaci antinfiammatori in genere prescritti per ridurre il gonfiore nel cervello (edema cerebrale) prima e/o dopo l'intervento chirurgico, durante i trattamenti con radiazioni o per alleviare sintomi come la perdita di memoria e la debolezza degli arti (braccio / gamba) causato dal gonfiore nel cervello. Anche se la sua presenza è comune, il gonfiore può essere dannoso se eccessivo e deve essere controllato.

Gli steroidi sintetici come Decadron e Hexadrol (desametasone) sono ormoni artificiali simili al cortisolo, prodotto naturalmente dal nostro corpo. Assunti per via orale, questi steroidi aumentano il livello di presenza di questo tipo di ormoni nel corpo riducendo l'infiammazione ma causando anche l'arresto temporaneo della produzione naturale da parte dell'organismo. Per questo motivo, è molto importante ridurre gradualmente questi farmaci quando si decide di interrompe la somministrazione orale di questi farmaci. È necessario quindi seguire il programma raccomandato dal proprio medico per ridurre gradualmente i dosaggi di questi farmaci. Durante questo periodo, il vostro corpo tornerà lentamente alla normalità e inizierà a produrre nuovamente livelli normali di cortisolo. Non si deve assolutamente interrompere bruscamente l'assunzione di farmaci steroidi, perché in casi estremi, si può andare in contro a morte improvvisa, poiché il corpo non è ancora pronto per riprendere la produzione normale di cortisolo che è un ormone necessario e vitale.

Mentre i benefici degli steroidi sono innegabili, spesso ineguagliati da qualsiasi altro farmaco, vi sono tuttavia effetti collaterali a breve e lungo termine.

Gli effetti collaterali a lungo termine possono includere (ma non si limitano a) diabete, dolore / debolezza muscolare, osteoporosi (debolezza ossea) che può condurre a fratture e suscettibilità alle infezioni. Gli effetti a breve termine possono includere (ma non solo) aumento dell'appetito, aumento di peso e indigestione; gonfiore del viso; smagliature, eruzione cutanea / rossore della pelle e acne; aumento della glicemia; ossa fragili; depressione e/o cambiamenti comportamentali; ansia e/o paranoia; e depressione del sistema immunitario.

Altri steroidi orali includono prednisone o prednisolone. Sebbene non siano così forti come Decadron o Hexadrol, gli effetti collaterali sono generalmente gli stessi, sebbene nella maggior parte dei casi non così gravi. Esistono farmaci non steroidei che possono aiutare a controllare il gonfiore, come l'Avastin (bevacizumab) e il Diamox (acetazolamide).

> *Edema*: gonfiore causato da un eccesso di liquido nei tessuti del corpo.

Farmaci per ridurre le convulsioni

Circa il 30%-40% dei pazienti sperimenterà un certo livello di attività convulsiva e avrà bisogno di farmaci per ridurre le risposte elettriche nel cervello. A causa della posizione e/o delle dimensioni di alcuni tumori, molti neurochirurghi vi prescriveranno normalmente farmaci antiepilettici prima, durante e/o dopo l'intervento chirurgico quando il rischio di convulsioni è considerato elevato. In passato, tutti i pazienti affetti da tumore al cervello venivano sottoposti regolarmente a farmaci antiepilettici per tutta la vita, ma poiché questi possono avere diversi effetti collaterali, molti medici ora cercano di fare a meno di questi farmaci fino a che non compaiano convulsioni.

In alcuni casi, un attacco epilettico apparirà come qualcosa di lieve e veloce: contrazioni muscolari o oculari, oppure sensazione di essere "assenti" mentalmente e/o fisicamente per un breve periodo, o uno sguardo vuoto o una pausa improvvisa. Questi episodi vengono normalmente chiamati attacchi focali. In altri casi, le convulsioni si manifesteranno coinvolgendo tutto il corpo.

La maggior parte degli anticonvulsivanti condivide effetti collaterali comuni, come affaticamento e vertigini quindi, per ovvi motivi potresti avere delle limitazioni che ti impediscono di metterti alla guida di un'auto o di utilizzare attrezzature pericolose durante l'assunzione di farmaci antiepilettici, anche quando non ci sono state convulsioni documentate o queste sono diminuite da tempo. Altri farmaci e determinati alimenti possono impedire un corretto assorbimento del farmaco antiepilettico, pertanto sono necessari prelievi di sangue frequenti per un corretto dosaggio di questo tipo di farmaci.

La fenitoina, spesso prescritta con il marchio Dilantin, è un farmaco comunemente usato per prevenire convulsioni che coinvolgono tutto il corpo in pazienti ad alto rischio. Le persone metaboizzano il Dilantin in modo diverso, quindi vengono fatti periodicamente esami del sangue per garantire che i dosaggi siano adeguati e stabili. Gli effetti collaterali di Dilantin comprendono affaticamento muscolare, vertigini e perdita di coordinazione, nonché carie e problemi gengivali. Si consigliano controlli dentali regolari e un'attenzione particolare all'igiene orale. L'uso a lungo termine del Dilantin può causare una diminuzione di alcuni nutrienti, come l'acido folico e il calcio. Chiedete al vostro medico informazioni su eventuali integratori, se necessario. Il Dilantin può anche interagire con altri farmaci, inclusi farmaci da banco, pillole anticoncezionali e integratori a base di erbe. Il Dilantin può anche rendere alcuni farmaci chemioterapici meno efficaci.

Il Neurontin (gabapentin) ha effetti collaterali simili a quelli di Dilantin, così come gli effetti collaterali associati a una visione sdoppiata, tremori e movimenti oculari involontari. La neuronina ha meno interazioni farmacologiche rispetto alla dilantina tuttavia interagisce con alcuni antiacidi, come il Maalox.

Il Tegretol (carbamazepina) è un anticonvulsivante prescritto anche nel trattamento della depressione maniacale e di altri disturbi psichiatrici. Efficace nella sua capacità di controllare i grandi attacchi epilettici, Tegretol deve essere attentamente monitorato con frequenti misurazioni del livello ematico, poiché in rari casi può sopprimere la produzione di midollo osseo. Dovreste segnalare immediatamente al vostro medico qualsiasi insorgenza di un'eruzione cutanea. Il Tegretol riduce o aumenta gli effetti di molti altri farmaci. Vista doppia, battito cardiaco accelerato o battito cardiaco rallentato e nausea sono noti effetti collaterali di questo farmaco.

Il Depakote e Depakene (acido valporico o valproato) sono comunemente prescritti per convulsioni focali e richiedono controlli ematici periodici per garantire un dosaggio adeguato e proteggersi dai danni al fegato. Poiché il Depakote interagisce con molti farmaci, assicuratevi che il vostro medico riveda la vostra attuale lista di farmaci, compresi gli integratori da banco e gli integratori a base di erbe, al momento della raccomandazione.

Il fenobarbitolo (un depressivo e forte barbiturico) e il primidone sono prescritti meno frequentemente, poiché l'efficacia anticonvulsivante può essere raggiunta più facilmente con altri farmaci che non hanno la caratteristica potenziale di creare dipendenza di questi farmaci.

Il Keppra (levetiracetam) è un nuovo farmaco anticonvulsivante. A volte è usato da solo, a volte per casi difficili è combinato con altri farmaci. Il Keppra non interferisce con i farmaci chemioterapici.

Farmaci per ridurre la nausea

La nausea è comune nei casi di tumore cerebrale, in quanto parte del processo patologico stesso e come sottoprodotto del trattamento con radiazioni e chemioterapia. Il Zofran (ondansegoni) è usato per controllare la nausea causata da chemioterapia o radiazioni. Di solito viene somministrato per via endovenosa prima del trattamento e, se necessario, può essere assunto per via orale dopo il trattamento. Efficace solo per poche ore, Zofran è limitato alla nausea causata solo dalla chemioterapia e dalle radiazioni e non deve essere assunto per la cinetosi o altre condizioni generalizzate correlate alla nausea. Sebbene di natura lieve, gli effetti collaterali di Zofran includono mal di testa, affaticamento, diarrea e costipazione, e il farmaco può esacerbare malattie epatiche preesistenti.

Per ottenere ulteriori informazioni su qualsiasi farmaco, visitate il sito di informazioni sui farmaci Medline Plus: www.nlm.nih.gov/medlineplus/ druginformation.html. Medline Plus è fornito come servizio della US National Library of Medicine. Su questo sito Web, i farmaci possono essere cercati con il loro nome brandizzato o con i nomi generici.

Il Kytril (granisetron) è simile al Zofran sia nella somministrazione del trattamento che per gli effetti collaterali, sebbene possa anche causare dolore addominale. l'effetto dura fino a 12 ore.

Il Compazine (proclorperazina) è un farmaco comunemente prescritto per il trattamento della nausea generalizzata e viene somministrato per via orale, endovenosa o come supposta. Il Compazine appartiene a una famiglia di agenti antipsicotici chiamati "fenotiazine" e può causare sonnolenza, bassa pressione sanguigna, vertigini, costipazione, secchezza delle fauci, visione offuscata e sensibilità alla luce. Sebbene efficace nella gestione della nausea, il Compazine non deve essere usato in associazione con alcol, può interagire con altri farmaci e potrebbe potenzialmente causare una condizione irreversibile chiamata discinesia tardiva - movimenti involontari o contrazioni dei muscoli del viso, della lingua o delle braccia.

L'Anzemet (dolasetron) è un nuovo farmaco anti-nausea attualmente utilizzato con successo. L'Anzemet viene somministrato prima della chemioterapia. In alcuni pazienti, una combinazione di Anzamet e Decadron prima della chemioterapia funziona nei casi in cui i farmaci più datati non forniscono sollievo sufficiente.

L'Haldol (aloperidolo) è un altro farmaco antipsicotico che viene usato per controllare la nausea e presenta rischi ed effetti collaterali simili a quelli del Compazine. L'Haldol e il Compazine non devono essere assunti senza una approfondita discussione con il vostro medico.

Il Transderm Scop contiene la scopamina, è un farmaco per il mal di mare che a volte può essere usato per la nausea. Il Transderm Scop ha la forma di un patch ossia di un cerotto che viene applicato sulla pelle e ha effetto per 3 giorni. Un effetto collaterale principale è la secchezza della bocca, che può essere un vantaggio quando c'è difficoltà a deglutire e viene prodotta troppa saliva.

Ci sono anche molti trattamenti alternativi. Alcuni pazienti riferiscono che l'agopuntura, il biofeedback e l'ipnosi forniscono sollievo dalla nausea senza effetti collaterali e sono molto più economici dei farmaci comunemente usati.

Farmaci per migliorare l'umore

La sola diagnosi di un tumore al cervello è sufficiente per creare ansia e stress sconvolgenti. È importante capire che durante il trattamento, reazioni intense e apparentemente esagerate - come una depressione acuta, disfunzioni sessuali, scoppi improvvisi di rabbia e allucinazioni visive o auditive - possono essere il risultato di farmaci o di una condizione derivante da il tumore stesso, non necessariamente una risposta emotiva. È anche importante comunicare questi cambiamenti emotivi al proprio team medico al fine di cercare un'adeguata assistenza e una guida per aiutarvi a distinguere i molti stati d'animo conseguenti al trattamento e al recupero e per aiutarvi a farvi fronte.

Uno psichiatra è un medico che può aiutarvi a superare le condizioni legate all'umore direttamente causate dal tumore o dal suo trattamento. Gli psicologi possono anche fornire assistenza per far fronte alle difficoltà e alla lieve depressione dovuta a problemi di assistenza a lungo termine, stress finanziario o stress esercitato sulla famiglia e su altre relazioni importanti. Chiedete al vostro team medico di indirizzarvi verso uno psichiatra o uno psicologo esperto nel trattamento di pazienti con tumore al cervello.

Gli antidepressivi comuni includono il Prozac (fluoxetina), il Paxil (paroxetina) e il Zoloft (sertralina), che provengono tutti da una classe di farmaci chiamati inibitori selettivi del re-uptake della serotonina (SSRI). Esiste anche un'altra classe di farmaci antidepressivi che include la Cymbalta (duloxetina) e l'Effexor (venlafaxina); questa classe di farmaci è chiamata inibitori della ricaptazione della serotonina-noradrenalina. Gli effetti collaterali degli antidepressivi possono includere sonnolenza, tremori, diarrea, nausea, insonnia, aumento della sudorazione, perdita di peso e riduzione della capacità sessuale. Gli effetti collaterali possono essere ridotti quando questi farmaci vengono assunti durante i pasti; il Zoloft, in particolare, dovrebbe sempre essere assunto con del cibo. In alcuni rari casi, l'ansia e la depressione possono peggiorare durante l'assunzione di antidepressivi e devono essere segnalati immediatamente al team medico. Non lasciate che il rischio di effetti collaterali vi impedisca di provare questi farmaci. Le persone segnalano un notevole aumento della qualità della vita quando questi farmaci funzionano.

I rimedi a base di erbe possono essere di qualche beneficio. Tuttavia, le miscele di erbe possono interagire negativamente con altri farmaci soggetti a prescrizione medica e devono sempre essere discusse con il team medico per la vostra sicurezza e per informazioni adeguate sul loro dosaggio. Se state pensando di assumere l'ipericina, uno dei principali composti attivi dell'erba di San Giovanni, assicuratevi di chiedere prima al vostro team medico poiché l'ipericina può interferire negativamente con altri farmaci.

Farmaci per ridurre la formazione di coaguli di sangue

I pazienti con tumore al cervello hanno un rischio più elevato del normale di sviluppare pericolosi coaguli di sangue. I coaguli di sangue iniziano comunemente nelle gambe come trombosi venosa profonda

(TVP). I sintomi della TVP possono includere dolore, debolezza, gonfiore, scolorimento della gamba interessata e pelle calda al tatto. Se si sviluppano questi sintomi, è necessario chiamare il medico e fare controllare l'arto rapidamente. Se non trattati, i coaguli di sangue possono staccarsi e viaggiare verso i polmoni dove possono causare un'embolia polmonare, che può essere rapidamente fatale. I sintomi di un'embolia polmonare comprendono respiro affannoso improvviso, dolore toracico (che peggiora con la respirazione) e battito cardiaco e frequenza respiratoria accelerati. Se si sviluppa uno di questi sintomi, è necessario andare immediatamente al pronto soccorso.

I farmaci chiamati anticoagulanti aiutano a fluidificare il sangue e ridurre la coagulazione, la normale risposta del corpo per aiutare a fermare l'emorragia. L'eparina è un anticoagulante somministrato per iniezione, di solito per un breve periodo di tempo per prevenire o trattare i coaguli di sangue. Il warfarin (comunemente indicato come coumadin) è un farmaco orale che può essere assunto per un lungo periodo di tempo per prevenire la formazione di coaguli di sangue. L'aspirina è un diluente del sangue più mite, che alcuni medici raccomandano per prevenire i coaguli di sangue.

Quando si assumono anticoagulanti, i normali tagli e graffi possono richiedere più tempo per fermare l'emorragia o la guarigione, e c'è un aumentato rischio di sanguinamento del tumore al cervello - quindi questi farmaci sono lame a doppio taglio e devono essere assunti esattamente come prescritti. Il Warfarin interagisce con molti farmaci e deve essere discusso a fondo con il team medico prima della sua assunzione. Il medico vi chiederà inoltre di fare esami del sangue periodici per garantire che vengano mantenuti i livelli di terapia appropriati. Plavix è un altro farmaco comunemente usato per prevenire la coagulazione.

È importante notare che i cambiamenti nella dieta possono avere un effetto negativo sulle misure di fluidificazione del sangue dei farmaci anticoagulanti. Alimenti che aumentano improvvisamente come gli spinaci nella dieta possono influire negativamente sui tempi di sanguinamento. L'improvvisa introduzione di capsule di olio di pesce come integratore alimentare, che sono piene di acidi grassi omega-3, possono anche alterare i tempi di sanguinamento. Sebbene non sia necessario eliminare spinaci e altri prodotti salutari (compresi gli integratori) dalla routine quotidiana, si consiglia di mantenere la propria normale dieta e di non aumentare o diminuire in modo significativo gli elementi o aggiungere nuovi integratori senza discuterne con il vostro medico. Non è il momento di iniziare una nuova dieta per dimagrire senza consultare il medico.

È sempre una buona idea indossare un braccialetto medico che informi il personale medico che state assumendo anticoagulanti in caso di emergenza. Questi braccialetti sono ampiamente disponibili nella maggior parte delle farmacie al dettaglio e su Internet, sono economici e rappresentano un'importante salvaguardia per la vostra salute.

Ovviamente, dovreste prendere le medicine secondo le prescrizioni, senza cambiare la frequenza o il dosaggio senza parlarne con il vostro medico. Se avete bisogno di aiuto per i ticket sui farmaci, andate su www.needymeds.org e cercate ogni farmaco che assumete. Se non potete permettervi un farmaco, non smettere di assumerlo. Parlate invece con il vostro medico chiedendo un'alternativa meno costosa.

Effetti del trattamento e dei farmaci sul sesso e sulla fertilità

Per i pazienti sottoposti a trattamento per un tumore al cervello, è comune una diminuzione del desiderio sessuale o della capacità di godere della normale attività sessuale. Decifrare l'origine di questi cambiamenti può essere difficile, poiché possono essere coinvolti molti fattori. Anche se l'intervento chirurgico provoca affaticamento postoperatorio e debolezza fisica temporanea, la chemioterapia e radiazioni possono influenzare notevolmente e ridurre il desiderio di stimolazione sessuale a causa di effetti negativi sulla produzione di ormoni. Lo stesso vale per i farmaci prescritti per il trattamento dei sintomi dei tumori cerebrali come gonfiore, convulsioni, nausea, ansia e depressione. I cambiamenti fisici, come la perdita di capelli e l'aumento di peso, possono minare ulteriormente il vostro senso di attrattività e desiderabilità, aumentando la separazione emotiva dal contatto sessuale. Individualmente o in varie combinazioni, questi effetti collaterali creano in alcuni casi un puzzle scoraggiante che richiede pazienza e comunicazione per essere superato.

La depressione è comune tra i pazienti con tumore al cervello, una condizione spesso controllata con farmaci antidepressivi, ad esempio con inibitori selettivi del re-uptake della serotonina come Paxil o Zoloft. Questi farmaci possono ridurre il desiderio sessuale. Un semplice cambiamento nel dosaggio o nei farmaci può aiutare a ripristinare il desiderio sessuale e dovrebbe essere discusso con il medico curante.

Mentre la maggior parte delle disfunzioni associate al trattamento o la mancanza di desiderio sono temporanee, essere in grado di discutere apertamente delle difficoltà e delle opzioni per l'intimità sessuale con il proprio partner e con il proprio team medico può aiutare a gestire l'entità del problema e permettervi di riprendere le normali relazioni sessuali dopo i trattamenti. Sfortunatamente, il disagio tra gli operatori sanitari nel discutere del sesso con la stessa apertura e onestà con cui discutono di nausea, diarrea e persino aspettative di guarigione può complicare la vostra capacità di capire - e prepararvi emotivamente per gestire - come i trattamenti potrebbero influenzare il desiderio sessuale. Per questo motivo, i pazienti trovano spesso utile discutere questioni di intimità con altri membri del loro team medico, come consulenti o neuropsicologi. Questi operatori sanitari conosceranno non solo l'impatto del trauma cerebrale e gli effetti dei farmaci, ma anche il carico emotivo sopportato dal paziente.

Controllo delle nascite

Se assumete pillole anticoncezionali, è importante discutere i potenziali effetti del trattamento con il vostro ginecologo e con il vostro team medico. La chemioterapia può interrompere temporaneamente i periodi mestruali, ma è necessario mantenere le precauzioni contro la gravidanza a causa degli effetti devastanti della chemioterapia per un feto non ancora nato.

Alcuni farmaci chemioterapici, così come i farmaci antiepilettici, possono interagire con l'efficacia delle pillole anticoncezionali. È essenziale una discussione approfondita con il team di assistenza medica.

Sesso, chirurgia e trattamento del tumore al cervello

Nella maggior parte dei casi, ci sono alcune ragioni per cui non è possibile avere rapporti sessuali durante la radioterapia o dopo l'intervento chirurgico. Tuttavia, dovreste sempre consultare il vostro team medico in merito a qualsiasi precauzione contro attività faticose, incluso il sesso. Sia la radioterapia che la chirurgia possono causare affaticamento, rendendo difficile qualsiasi attività fisica faticosa. Quando la vostra forza ritornerà, la normale attività sessuale può riprendere.

Allo stesso modo, a meno che il team medico non vi metta specificamente in guardia contro l'attività sessuale durante la chemioterapia, le relazioni sono limitate solo dalle precauzioni associate ai farmaci stessi. Poiché i farmaci chemioterapici possono essere trasferiti attraverso lo sperma, in alcuni casi possono anche essere dannosi per lo sperma e danneggiare anche il feto. Pertanto, i preservativi devono essere sempre usati sia durante il rapporto sessuale che durante il rapporto orale per eliminare la possibilità di esporre un'altra persona, per via vaginale o orale, agli effetti dannosi dei farmaci chemioterapici.

Poiché lo sperma può vivere fino a tre mesi, i preservativi devono essere utilizzati fino a quando non sono trascorsi tre mesi dall'ultimo trattamento chemioterapico. Sebbene gli orgasmi secchi possano verificarsi naturalmente in occasione dell'invecchiamento degli uomini, anche la chemioterapia può causare questa sindrome. La mancanza di eiaculazione durante l'orgasmo non è motivo di allarme e non dovrebbe avere effetti negativi sul piacere.

Le donne sottoposte a chemioterapia devono prendere ulteriori precauzioni contro la gravidanza, poiché da questi farmaci possono derivare difetti alla nascita. Discutete del metodo di controllo delle nascite con il vostro team medico e assicuratevi di chiedere specificamente se potrebbe esserci una possibile riduzione dell'efficacia delle vostre pillole anticoncezionali durante la chemioterapia. La chemioterapia può anche seccare le mucose all'interno del naso, della bocca e dell'area vaginale. I lubrificanti vaginali da banco non derivati dal petrolio possono aiutare per la secchezza temporanea associata alla chemioterapia, alleviando il disagio e il dolore spesso sperimentati durante le relazioni sessuali durante la chemioterapia. Poiché i prodotti a base di petrolio possono irritare la zona vaginale e anche indebolire i preservativi, dovrebbero essere evitati.

Fertilità

Le radioterapia, la chirurgia e la maggior parte dei farmaci (ad eccezione dei farmaci chemioterapici) usati per trattare i tumori cerebrali non rappresentano una minaccia per la fertilità. Se la radioterapia si rivolge in luoghi diversi dalla testa, è necessario consultare il proprio radioterapista in merito ai problemi di fertilità prima di iniziare il trattamento. Spesso, un grembiule di piombo può fornire una protezione adeguata agli organi sessuali durante i trattamenti con radiazioni.

La chemioterapia può avere un effetto reale e permanente sulla fertilità negli uomini, riducendo o eliminando la produzione di spermatozoi. Sebbene questo effetto sia reversibile nella maggior parte dei casi, potrebbero passare alcuni anni prima che la conta degli spermatozoi ritorni alla normalità. Nelle donne, la chemioterapia può interrompere temporaneamente i periodi mestruali, ma le normali mestruazioni dovrebbero riprendere dopo la conclusione dei trattamenti. Gli agenti alchilanti, tuttavia, possono influire sulla produzione di ovuli (gli effetti peggiorano per le donne anziane), quindi le preoccupazioni relative alla fertilità devono essere discusse prima di iniziare il trattamento.

L'importanza della fertilità è una scelta personale. Sebbene non sia sempre la priorità dell'equipe medica che si concentra giustamente su trattamenti e misure salvavita, dovrebbe essere discussa prima di iniziare qualsiasi forma di chemioterapia. Se necessario, dovreste insistere per fare questo tipo di discussione prima di iniziare.

Gli esperti di fertilità possono fornire consigli sulla possibilità di utilizzare la banca dello sperma per gli uomini o le tecniche di raccolta e fecondazione degli ovuli per le donne. Le banche dello sperma in genere suggeriscono di congelare un numero minimo di spermatozoi per un utilizzo successivo, ma un conteggio basso da solo non dovrebbe scoraggiarvi. Un esperto di fertilità può fornire indicazioni in merito alle vostre possibilità di successo in caso di basso numero di spermatozoi e delle altre opzioni a vostra disposizione. Sebbene raramente sia il risultato di trattamenti per il tumore al cervello, l'impotenza può verificarsi a causa della depressione. Se riscontrate più delle normali disfunzioni sessuali occasionali associate all'invecchiamento, è necessario consultare il vostro team medico in merito ai farmaci e agli altri percorsi terapeutici disponibili.

Quindi ricordati che:

- Poiché il team medico sarà composto da medici di diverse specialità, è fondamentale assumersi la responsabilità di tenere un registro continuo e accurato dei farmaci che stai assumendo, incluso il loro dosaggio e i nomi dei medici che li hanno prescritti.

- Devi chiedere sempre al tuo team medico di rivedere l'elenco completo dei farmaci prima che ti prescriva qualcosa di nuovo.

- Se possibile conviene acquistare sempre le tue prescrizioni presso la stessa farmacia per proteggerti da errori medici e interazioni dannose dei farmaci.

- Devi informati sugli effetti collaterali più comuni e sulle interazioni farmacologiche dei farmaci che stai assumendo.

- Se sei in età fertile, devi parlare con i tuoi medici sull'uso del controllo delle nascite e considerare l'utilizzo di banche del seme o raccolta degli ovuli.

- La chemioterapia può produrre difetti al feto. Devi utilizzare una protezione contraccettiva.

Storia di un sopravvissuto #8

Nell'aprile del 1989, su richiesta dell'allenatore di softball delle ragazze di dimostrare uno specifica mossa (avevo giocato a softball al liceo e al college), passai un pomeriggio a esercitarmi e sbattei la testa sul pavimento della palestra. All'epoca avevo 27 anni, vivevo a casa con i miei genitori e mi ero fidanzata da poco con l'amore della mia vita. Il mio medico di famiglia mi disse di riposare, ma soffrivo di emicrania ed ero molto stanca.

Il giovedì seguente sono tornata a casa dal lavoro con un amico. Durante il viaggio, ho avuto un'altra emicrania, ma questa volta il lato sinistro del mio corpo stava diventando insensibile. Andammo direttamente al pronto soccorso. Nel frattempo, mia madre aveva descritto i miei sintomi a un neurologo che le aveva detto di fargli vedere le scansioni TC. Quando le guardò, mi disse che avevo un tumore che doveva essere rimosso.

Il 2 maggio il neurochirurgo fece una craniotomia e rimosse un astrocitoma cistico dal mio lobo frontale destro. Ho scelto di non fare la radioterapia poiché non vi era alcuna garanzia che il tumore non si ripresentasse. Il mio futuro marito ed io volevamo iniziare ad avere figli; i nostri medici ritenevano che il tumore fosse sufficientemente contenuto nella cisti. Non abbiamo perso tempo e abbiamo iniziato subito a provare a concepire un bambino.

A gennaio, quando sono andata a fare una risonanza magnetica di controllo, il mio test di gravidanza era positivo. Sono seguiti altri due bambini. Il mio neurologo era andato in pensione. Quando incontrai il mio nuovo neurologo, mi chiese scioccamente se mio marito fosse stato pronto a crescere i nostri figli senza di me. Diceva che nessuno sopravvive al tipo di tumore al cervello che avevo avuto. Mio marito ed io stavamo quindi pensando di avere un quarto figlio, e io ne avevo parlato con il nuovo neurologo. La sua opinione era che eravamo degli sciocchi.

È stato allora che ho scoperto il sito web virtualtrials.com della Fondazione Musella. Sono andata su tutte le furie e ho cercato di saperne di più sui tumori cerebrali di quanto avessi mai voluto sapere.

Ho letto molti articoli ed e-mail. Alcuni mi hanno fatto ridere, altri mi hanno fatto piangere. Si tratta di vita vissuta.

Ho deciso di cambiare neurologo e di parlare con il mio vecchio neurologo, spiegandogli che avevo bisogno di un medico che contemplasse anche la possibilità che sarei potuta sopravvivere. Abbiamo avuto un quarto figlio.

Sono passati ormai 27 anni dalla rimozione del tumore e per ora sono viva e vegeta. Ho aggiunto la sopravvivenza ad un uragano alla storia della mia vita, quando l'uragano Sandy ha inondato la mia casa e io e i miei quattro ragazzi non eravamo stati in grado di metterci al riparo per tempo. Ma il fatto di essere già sopravvissuta a un tumore al cervello ha reso persino quell'orribile tempesta solo un altro giorno in cui Dio mi ha benedetto. Continuo ad avere scansioni MRI libere da lesioni e il mio attuale neuro-oncologo mi definisce una anomalia, una etichetta di cui sono perfettamente contenta. Sono stata benedetta perché ho avuto una buona salute e una vita interessante. In effetti, il superamento di un glioma è diventata il metro con il quale valuto prontamente qualsiasi altra cosa che Dio ha messo nella mia vita.

Gruppi di assistenza e supporto

È fin troppo comune: si entra nello studio del proprio medico con un elenco di domande, ma non appena il medico ha terminato i propri commenti, si dimenticano le proprie domande o, peggio, si fraintendono le risposte che si ricevono. Le emozioni, non il tumore al cervello, sono in genere responsabili. Il supporto emotivo e un secondo paio di orecchie possono essere di grande aiuto mentre navigate in un nuovo mondo di terminologia tumorale.

Anche per appuntamenti apparentemente di routine, quando possibile, portate con voi un amico, una persona cara o un caregiver. Oltre a prendere appunti sulla sessione, se venite sopraffatti in qualsiasi momento durante la spiegazione del vostro medico di un particolare trattamento, dei test necessari o dei risultati attesi, un'altra persona potrà ascoltare (o interpretare) i dettagli e sarà in grado di porre domande a cui voi potreste non pensare al momento.

Incoraggiate il vostro compagno a fare annotazioni o osservazioni frequenti nel vostro raccoglitore del trattamento e ad assumere un ruolo attivo nella discussione delle vostre opzioni di cura. Se il medico consentirà sessioni registrate, chiedete al vostro compagno di gestire un piccolo dispositivo di registrazione portatile e di rivedere successivamente la discussione con voi.

Nella tabella seguente c'è un elenco di organizzazioni che possono aiutare a fornire assistenza a caregiver, famiglie e persone care.

Mente, corpo, anima: fede nella guarigione e benessere emotivo

Mentre il vostro medico di base può apparire tutt'altro che spirituale nel suo approccio al tumore al cervello, alcuni all'interno della comunità medica sono consapevoli e a sostegno del potere della preghiera. La preghiera, sebbene molto personale, può essere utile e darvi forza nei momenti in cui tutto sembra "fuori controllo".

Inoltre, non trascurate il resto del vostro corpo. Di fronte a un grave problema come un tumore al cervello, a volte i problemi più piccoli vengono trascurati. Avete abbastanza problemi da gestire senza che un problema "minore" si trasformi in un problema "maggiore". Prestate particolare attenzione a gonfiore e/o dolore alle gambe (che possono indicare coaguli di sangue, purtroppo comuni nei tumori cerebrali), problemi dentali (alcuni trattamenti possono danneggiare gengive e denti) ed eruzioni cutanee (che indicano reazioni allergiche ai trattamenti).

La vostra vita, come sapete, potrebbe cambiare lungo il percorso. Le cose potrebbero non sembrare normali, ma ci sarà una nuova "normalità" per voi e la vostra famiglia. La nuova normalità sarà ciò che voi e la vostra famiglia troverete. Ci vorrà del tempo, ma vi avvierete verso una routine che vi sarà accettabile. Come per qualsiasi cosa che si perde, si passerà attraverso un processo di lutto. Sebbene tutti sperimentino il dolore e la perdita in modo diverso, probabilmente sperimenterete alcuni dei passaggi universali in questo processo, che possono includere lo shock, il diniego, la rabbia, la depressione e l'accettazione.

Il modo in cui lavorate attraverso questo processo sarà altamente personale e individuale. Mentre farete ogni passaggio, probabilmente sperimenterete nuovi sentimenti che a volte potranno sfociare in conflitti. Queste emozioni sono molte e possono essere imprevedibili. Nono sono né giuste né sbagliate, sono solo emozioni e voi avete il diritto di sentirvi come vi sentite. Possono includere sentimenti di solitudine, dolore, rabbia, tristezza, colpa o vergogna, che possono causare ansia e stress. A volte vi sentirete impotenti.

Per combattere tali emozioni, concentratevi sul benessere e cercate di elaborare ciascuno dei sentimenti anziché negarli. Dovrete avere una serie di strategie per affrontare queste emozioni che vi guideranno in ogni passaggio. Queste strategie possono comprendere: (1) accettare e comprendere i propri limiti e fissare obiettivi realistici; (2) ottenere il maggior numero possibile di informazioni aggiornate sulla vostra condizione, in modo da non temere l'ignoto ed essere proattivi nel vostro piano di trattamento; (3) avere cura di se mangiando bene, facendo esercizio e riposando e non cercando sollievo nell'alcol; (4) consultate un fornitore di servizi di salute mentale se lo ritenete necessario, in quanto può aiutarvi a gestire le vostre emozioni e lo stress; (5) registrate i vostri sentimenti in un diario; e (6) provate l'esercizio, lo yoga, la terapia del massaggio e/o la meditazione.

Le cure palliative possono essere un meccanismo di supporto per voi, il vostro caregiver e la vostra famiglia. Non sono nuove, essendo arrivate nel mondo della sanità intorno agli anni '70.

Cure palliative: cure fornite per migliorare la qualità della vita dei pazienti che hanno una malattia grave o potenzialmente letale. L'obiettivo delle cure palliative è prevenire o curare il più presto possibile i sintomi di una malattia, gli effetti collaterali causati dai trattamenti di una malattia e problemi psicologici, sociali e spirituali legati a una malattia o al suo trattamento. Sono chiamate anche comfort care, terapia di supporto e gestione dei sintomi.

Tuttavia, oggi le cure palliative si sono evolute molto e vengono fornite ai pazienti per qualsiasi diagnosi, in qualsiasi fase della condizione e/o del piano di trattamento. Con le cure palliative, voi, il vostro caregiver e la vostra famiglia riceverete supporto emotivo, conoscenza e risorse associate alla vostra malattia per garantire che le vostre preoccupazioni riguardo al trattamento, i farmaci, gli effetti collaterali e i sintomi siano affrontate e vi consentano di prendere decisioni informate sulla vostra cura. Il primo passo nella ricerca di cure palliative è chiedere al vostro medico o al centro di trattamento del tumore. I vostri obiettivi saranno di ristabilire la qualità della vostra vita, alleviare lo stress e avere più controllo. Ci vorrà tempo e pazienza, ma troverete la vostra zona di comfort.

Tabella 3: organizzazioni che forniscono supporto agli operatori sanitari

Organizzazione	Sito Web	Descrizione
Cancer Care	www.cancercare.org	Storie e podcast su argomenti che vanno dall'assistenza finanziaria alla gestione dello stress
Caregiver Hope	www.caregiverhope.com	Consigli per affrontare le paure e abbracciare i cambiamenti della vita, con storie di speranza e aiuto
Cancer Compass	www.cancercompass.com	Gruppi di discussione e risorse
Caring.com	www.caring.com	Articoli su assistenza sanitaria, denaro e questioni legali e un elenco di agenzie sanitarie domiciliari convenzionate, case di cura e strutture ospedaliere
Famili Caregiver Alliance – National Center on Caregiving	www.caregiver.org	Aiuta a fornire assistenza a lungo termine a casa offrendo programmi nazionali, statali e locali a supporto degli operatori sanitari
Lotsa Helping Hands	www.lotsahelpinghands.com	Vi consente di organizzare la famiglia e gli amici per le attività necessarie tramite calendari e annunci elettronici e fornisce risorse per gli operatori sanitari

Organizzazione	Sito Web	Descrizione
National Family Caregivers Association	www.thefamilycaregiver.org	Ricchezza di suggerimenti e strumenti informativi in materia finanziaria e benefici medici, gruppi di supporto, assistenza di sollievo, newsletter e pubblicazioni
National Hospice & Palliative Care Organisation	www.nhpco.org	Le risorse per i caregiver, comprese le liste di controllo, anticipano le direttive
Rosalynn Carter Institute for Caregiving	www.rci.gsw.edu	Articoli e risorse solo per gli operatori sanitari, con bacheche
Today's Caregiver	www.caregiver.com	Webinar, risorse, gruppi di supporto, storie di caregiver, conferenze e persino un club del libro
Well Spouse Association	www.wellspouse.org	Blog, articoli ed eventi su una serie di argomenti pertinenti

Ad un certo punto, potreste voler passare alle cure ospedaliere, che possono essere erogate a casa, nelle case di cura o nelle strutture ospedaliere. Questo concetto di assistenza altamente specializzato, offerto da una partnership di familiari, caregiver e professionisti medici, si concentra sulla fornitura di comfort continuo, supporto emotivo e gestione del dolore 24 ore al giorno. Può anche includere la consulenza spirituale per il paziente e i familiari. L'assistenza ospedaliera fornirà farmaci, attrezzature e tutte le forniture mediche necessarie, nonché terapie fisiche, linguistiche e professionali per farvi sentire il più a vostro agio possibile. Lavorerete con un team interdisciplinare che comprende professionisti medici, assistenti sociali, assistenti sanitari a domicilio, membri del clero e volontari formati. Poiché la maggior parte delle persone vede l'assistenza ospedaliera (hospice) come un segno di fine vita, spesso non si inizia abbastanza presto. Potete sempre rinunciare alle cure ospedaliere se desiderate ricominciare il trattamento appropriato o se riscontrate remissione. Come le cure palliative, l'obiettivo principale delle cure ospedaliere è quello di offrire servizi di qualità della vita e di supporto a pazienti, operatori sanitari e familiari. Mentre le cure palliative possono essere somministrate in qualsiasi momento e anche attraverso il trattamento a domicilio, l'assistenza ospedaliera è appropriata quando l'aspettativa di vita è di sei mesi o meno e i trattamenti non sono più un'opzione.

Per ulteriori informazioni sull'assistenza ospedaliera, visitate i seguenti siti Web:
The Hospice Foundation of America: www.hospicefoundation.org;
National Association for Home Care & Hospice: www.nahc.org;
Il sito di aiuto per tumori cerebrali e la cura negli ospedali, Seeking Peace: Brain Tumor Hospice Care: www.brainhospice.com.

Disabilità e strategie per farvi fronte

Ora che vi è stato diagnosticato un tumore al cervello, potreste iniziare a sperimentare la compromissione di una varietà di abilità funzionali a seconda delle dimensioni e della posizione del vostro tumore al cervello e del piano di trattamento. Potrebbero verificarsi depressione, perdita di memoria e concentrazione, cambiamenti di personalità e umore, ansia, insonnia, difficoltà con la cura di sé, scarso equilibrio, incontinenza intestinale e vescicale e problemi nella conversazione e nella ricerca di parole. La guarigione e il recupero dalla chirurgia e dal trattamento sono molto importanti. Quando venite dimessi dall'ospedale, assicuratevi di ricevere istruzioni chiare sulla cura del sito chirurgico, su quali attività potete e non potete fare per un determinato periodo di tempo, su farmaci e dosaggi e su cosa fare in caso si sviluppino problemi. Organizzate il vostro viaggio di ritorno dall'ospedale in modo da avere qualcuno a casa per aiutarvi fino a quando non vi sentirete abbastanza bene da farcela da soli.

Ogni cervello reagisce in modo diverso al trattamento, ma potete trovare un modo per adattarvi e compensare. Ci sono strategie che potete usare che vi aiuteranno a vivere e a sentirvi meglio e in alcuni casi a ritrovare la capacità funzionale perduta.

Prima di tutto, parlate con il vostro team medico delle vostre difficoltà prima che diventino più complesse. Possono prescrivere alcuni farmaci per alleviare i sintomi o indirizzarvi a sessioni di terapia fisica, del linguaggio, occupazionale o iperbarica. I fisioterapisti forniranno esercizi che rafforzano i muscoli, aumentano la flessibilità e la mobilità e vi aiutano a ritrovare l'equilibrio. I terapisti occupazionali lavoreranno per rafforzare il controllo dei piccoli muscoli e per ottenere funzionalità sufficienti per gestire le attività quotidiane in auto-aiuto. I logopedisti aiuteranno a sviluppare capacità comunicative, vocabolario e deglutizione. I neuropsicologi vi aiuteranno ad affrontare e valutare i cambiamenti cognitivi ed emotivi, nonché a recuperare la memoria, le capacità di pensiero, la risoluzione dei problemi, il ragionamento e la percezione. Le sessioni di ossigenoterapia iperbarica possono essere raccomandate per favorire la guarigione dei tessuti danneggiati. Ciascuno dei terapisti può anche raccomandare dispositivi adattivi per aiutarvi a ritrovare un certo grado di indipendenza funzionale.

Ossigeno iperbarico: ossigeno somministrato a una pressione superiore alla pressione dell'atmosfera a livello del mare. In medicina, respirare ossigeno iperbarico aumenta la quantità di ossigeno nel corpo. È usato nel trattamento di alcuni tipi di ferite, lesioni e infezioni. Viene anche usato per trattare l'avvelenamento da monossido di carbonio e altre condizioni in cui i tessuti non ricevono abbastanza ossigeno. È stato studiato nel trattamento di alcuni tipi di cancro. L'ossigeno iperbarico può aumentare la quantità di ossigeno nelle cellule tumorali, il che può renderle più facili da uccidere con la radioterapia e la chemioterapia. È un tipo di agente radiosensibilizzante e un tipo di agente chemio-sensibilizzante.

In secondo luogo, parlate con il vostro partner o i familiari e spiegate come e cosa state provando. È importante coinvolgere le persone come parte del tuo team per supportarti e aiutarti a rendere le cose un pò più facili. Tuttavia, devono capire cosa state vivendo prima di potervi aiutare. Più sono informati, meglio saranno in grado di far fronte, capirvi e aiutarvi a stabilire gli obiettivi.

Le seguenti strategie di coping sono state utilizzate con successo dalle persone del nostro gruppo di supporto online per riacquistare la qualità della vita. Ma prima di tutto dovete capire i vostri punti di forza e di debolezza, identificare o conoscere i problemi ed essere disposti a trovare una soluzione. A questo punto potresti sentirvi sopraffatti e confusi riguardo ai cambiamenti che state vivendo. Potreste anche provare dolore o rifiuto di accettare la perdita di funzionalità. Queste strategie forniranno gli strumenti necessari a voi e ai vostri cari per aiutarvi a ricostruire la vostra vita.

A volte, le soluzioni più semplici per ciò che state vivendo sono l'organizzazione e la modifica dell'ambiente. Per difficoltà cognitive, prendere appunti su un blocco note, un calendario o un'agenda giornaliera aiuterà la vostra memoria. Includete un foglio o una pagina di check-off in base alle esigenze per ciascuna attività completata. Sarà utile utilizzare una sveglia o un timer da cucina per avvisarvi di attività sensibili al tempo. È possibile che desideriate utilizzare un distributore di medicinali settimanali con slot per i trattamenti divisi per fascia oraria. Per una migliore concentrazione, potrebbe essere necessario ridurre al minimo o evitare rumori forti. Rimanete concentrati su un'attività alla volta o modificate un'attività suddividendola in parti più piccole. A volte un'attività quotidiana o un diagramma di gestione del tempo possono aiutare a organizzare la giornata. Impostate limiti e non programmate troppe attività in un giorno. Riposate quando è necessario. Potreste trovare utile seguire una routine mantenendo un programma coerente. Conservate le cose che utilizzate ogni giorno in luoghi designati predefiniti il che faciliterà la ricerca e vi farà risparmiare tempo nel localizzarli.

La Fondazione Musella fornisce un elenco completo di gruppi di supporto "reali", con numeri di contatto e indirizzi e-mail, nonché luoghi e orari delle riunioni. Per accedere all'elenco e trovare un gruppo di supporto vicino a dove vivete, visitate il sito: www.virtualtrials.com/support.cfm.

Per la sicurezza fisica e il comfort, prestate attenzione ai potenziali pericoli all'interno e all'esterno della casa come il disordine, i rischi di incendio, gli oggetti taglienti, i prodotti domestici pericolosi, i tappeti per la polvere, l'illuminazione inadeguata, la temperatura dello scaldabagno e i tubi flessibili esterni. Non dimenticate di sistemare cassetti e armadi. Passate a bicchieri e piatti di plastica quando necessario. Potrebbe essere necessario installare corrimano aggiuntivi o posizionare nastro dai colori vivaci per segnalare determinati passaggi. Potrebbe essere necessario conservare la vostra energia e utilizzare ausili come tripodi, deambulatori o sedie a rotelle. Potrebbe anche essere necessario installare maniglioni nelle aree bagno / doccia, utilizzare un sedile per la doccia durante il bagno o acquistare biancheria intima usa e getta. I movimenti quotidiani, che possono essere semplici come lo stretching, non importa quanto siano limitate le vostre capacità, vi aiuteranno a migliorare il sonno notturno, ridurre le emozioni negative e ridurre lo stress e vi aiuteranno anche a concentrarvi.

Voi e la vostra famiglia potreste trovare utile comunicare con l'uso di segni, flash card, un linguaggio semplice con frasi strutturate in modo semplice, oppure ponendo una sola domanda alla volta e ripetendo le informazioni per garantire la reciproca comprensione. Ma prima, assicuratevi di guardare la persona che vi parla, in modo da potervi concentrare e raccogliere segnali visivi. Potreste anche trovare utile giocare a giochi di parole e puzzle.

È importante riconoscere che non esiste un solo modo di fare le cose. Imparerete a compensare i vostri deficit imparando nuovi modi di fare. A volte, potreste sentire di aver raggiunto un plateau, ma ciò non significa che non proverete più a progredire. Potete continuare a sperimentare progressi e battute d'arresto lungo il percorso. Tuttavia, è importante rendersi conto che quando un modo di fare le cose potrebbe non funzionare più per voi, la strategia deve essere cambiata. Avere pazienza e flessibilità sarà essenziale per il vostro recupero. La vostra vita sarà più normale e sulla strada giusta se userete le strategie di coping che funzionano per voi.

Gruppi di supporto

I gruppi di supporto che si trovano su Internet o un gruppo di supporto locale gestito dall'ospedale / organizzazione regionale per i tumori possono spesso fornire assistenza in merito a questioni non mediche, quali nutrizione, relazioni e/o preoccupazioni finanziarie.

Molte persone hanno timore di unirsi a un gruppo di supporto, ma sbagliano. Rimarrete stupiti dalla rapidità con cui vi sentirete a vostro agio, perché i membri sanno e capiscono quello che state passando, qualcosa (si spera) che nessun altro nella vostra cerchia di amici conosce.

Gruppi di supporto "reali"

Invitiamo tutti i pazienti affetti da tumore al cervello a provare uno o più gruppi di supporto, sia online che "mondo reale". È un'esperienza molto importante parlare direttamente con persone che hanno subito le stesse difficoltà. I gruppi di supporto del mondo reale e persino online sono in genere facilitati da infermieri o altri operatori sanitari.

> Esistono molti gruppi di supporto online con focus diversi. La Fondazione Musella gestisce numerosi gruppi di supporto online e mantiene un elenco di molti altri gruppi di supporto online. Per conoscere i gruppi di supporto disponibili, visitate il sito: www.virtualtrials.com/lists.cfm.

Se vivete vicino a un'area metropolitana, potete partecipare di persona a un gruppo di supporto. Questi gruppi di supporto forniscono un senso di comunanza e possono essere luoghi sicuri in cui aprirvi e condividere emozioni sia positive che negative.

Alcune organizzazioni che si occupano di cancro e tumori cerebrali forniscono motori di ricerca sui loro siti Web che possono aiutarvi a trovare gruppi di supporto nel mondo reale nelle vicinanze. Queste organizzazioni sono:

- American Brain Tumor Association. Visitate il sito: www.abta.org.

- Cancer Care. Questa organizzazione è leader nazionale nella fornitura di servizi professionali per aiutare le persone a gestire le sfide emotive e finanziarie collegate al cancro. Visitate il sito: www.cancercare.org.

- La National Brain Tumor Society. Visitate il sito: www.braintumor.org/brain-tumor-information/finding-support-coping.

Gruppi di supporto online

I siti Internet e i social media offrono una risorsa quasi illimitata di informazioni per i pazienti affetti da tumore al cervello, inclusi gruppi di supporto online, a volte chiamati "mailing list" o "listservers", gruppi di chat e bacheche per la condivisione di esperienze e opzioni di trattamento con altri che comprendono quello che state passando. Sebbene i siti di social media come Facebook siano un buon modo per rimanere in contatto con la famiglia e gli amici, e alcuni gruppi sui tumori cerebrali che ci potete trovare sono attivi, sappiate che Facebook è un sito pubblico. Quindi siate prudenti e assicuratevi di attivare le impostazioni sulla privacy, se non volete che le informazioni su di voi o le vostre condizioni mediche siano disponibili per anni a persone che non vi conoscono. Di seguito è riportato un elenco di gruppi di supporto online gestiti dalla Fondazione Musella:

- **Gruppo di trattamenti Braintumor**. Questo è il nostro principale gruppo di supporto online per tumori cerebrali. Le discussioni si limitano alle discussioni mediche sui trattamenti del tumore al cervello (nonché su diagnosi, test, sintomi, ecc.). È consentita la discussione su tutti i tipi di tumori cerebrali: maligno, benigno, primario e metastatico. Non è permesso parlare di politica, barzellette, religione. Per questo, utilizzate gli altri gruppi elencati di seguito.

- **Gruppo Brain Novocure**. Per le persone interessate al dispositivo Optune.

- **Gruppo di community Braintumor**. Un gruppo focalizzato sulla discussione non medica, per i tipi di messaggi che sarebbero off-limits per altri gruppi. Umorismo e politica sono benvenuti.

- **Gruppo di fede Braintumor**. Per discussioni su fede, religione e Dio tra le persone interessate ai tumori cerebrali.

- **Gruppo di glioma ottico**.

- **Gruppo glioma cerebrale**. Per adulti e bambini con tumori cerebrali.

Esistono molti altri gruppi di supporto online per i pazienti affetti da tumore al cervello che non sono gestiti o approvati dalla Fondazione Musella ma sono elencati sul sito web virtualtrials.com.

Un avvertimento: i gruppi di supporto (sia online che "mondo reale") svolgono un ruolo importante e, in molti casi, vitale nell'aiutare i partecipanti a mantenere una visione positiva durante il trattamento e rimanere aggiornati sulle ultime novità relative al tumore al cervello. Tuttavia, dovete essere cauto e valutare quanto vi potete fidare di tutto ciò che trovate. Ci sono persone nel mondo che purtroppo stanno semplicemente cercando di fare soldi con la vostra sventura, e persino le persone che stanno cercando di aiutare potrebbero inavvertitamente fornirvi informazioni fuorvianti. NIENTE su Internet o durante una riunione di un gruppo di supporto dovrebbe essere considerato come un vero consiglio medico. È importante ricercare informazioni su qualsiasi cosa troviate e discuterne con il vostro team medico. Le chat room sono particolarmente sensibili a questo tipo di problemi perché possono avere pochi partecipanti e un numero insufficiente di altre persone con le quali è possibile discutere dei pro e dei contro di un trattamento. D'altra parte, in un gruppo di supporto online come il "gruppo di trattamenti Braintumor", potete chiedere informazioni sulle esperienze di molte persone che hanno seguito un trattamento specifico e avere una visione più ampia dello stesso.

Quando si utilizza Internet, utilizzare il buon senso e discutere delle informazioni che trovate con il vostro team medico vi aiuterà a prendere le migliori decisioni possibili sulle vostre cure. Per valutare le informazioni che trovate su un sito Web, considerare le credenziali della persona che pubblica le informazioni, quanto il sito è aggiornato, se le informazioni di contatto sone pubblicate sul sito e se i commenti sul sito sono troppo buoni essere veri o suonano come se vi venisse venduto qualcosa.

Quindi ricorda che:

- Quando possibile, è meglio andare a tutti gli appuntamenti con un amico, una persona cara o un caregiver per aiutarti a capire cosa ti stanno dicendo i medici.

- È importante non trascurare il resto del tuo corpo e non trascurare la tua salute emotiva.

- I gruppi di supporto possono educarti, sollevarti, essere un luogo in cui esprimere emozioni positive e negative e fornire un forte senso di comunità.

- Molte organizzazioni oncologiche e ospedali locali offrono gruppi di supporto.

- I gruppi di supporto online possono trattare un'ampia varietà di argomenti e problemi. La Fondazione Musella gestisce numerosi di questi gruppi.

- Nulla su Internet o in una riunione del gruppo di supporto dovrebbe essere considerato come un consiglio medico. In caso di dubbi devi discutere sempre con il tuo team medico.

Storia di un sopravvissuto #9

Nel giugno 2000, quando avevo 33 anni, la mia vita cambiò rapidamente. Ho iniziato ad avere mal di testa che sembrava che il mio cranio stesse per esplodere. Una risonanza magnetica ha mostrato che nel mio cervello era in corso un'emorragia e sono andato immediatamente in chirurgia. Un tumore, un glioblastoma delle dimensioni di una ghianda è stato trovato nel mio lobo temporale sinistro. Mi è stato detto che avevo meno di un anno da vivere.

Ho lasciato il mio lavoro per essere una mamma casalinga, volendo passare ogni momento prezioso con i miei ragazzi. Mi sono sottoposta a radioterapia. Ho rifiutato la chemioterapia perché il trattamento standard in quel momento aveva effetti collaterali molto gravi e avrebbe aggiunto solo pochi mesi alla mia vita.

Nel luglio 2004, il glioblastoma è ritornato. Ho subito un secondo intervento chirurgico da sveglia poiché il glioblastoma si trovava nel mio lobo temporale sinistro e c'era un alto rischio di perdere la capacità di parlare. Dopo l'intervento chirurgico ho iniziato la chemioterapia con temozolomide (Temodal) di 5 giorni per 23 settimane.

Il glioblastoma è tornato e nuovamente, e sono stata sottoposta a chirurgia cerebrale per la terza volta. Il tumore aveva solo le dimensioni di un "pisello", ma durante l'intervento chirurgico è stata rimossa anche una zona cuscinetto attorno al tumore. Dopo l'intervento sono tornata nuovamente a fare chemioterapia con temozolomide.

Nel marzo 2009, il glioblastoma è tornato per la quarta volta. Questa volta il tumore non si trovava nemmeno nel mio cervello ma nelle meningi (lo strato di tessuto che ricopre il cervello). Sono andata in chirurgia per la quarta volta e tutto il tumore "visibile" è stato rimosso. Il cervello stesso sembrava pulito, con nessun segno visibile di altre lesioni . Dopo l'intervento chirurgico, non potevo riprendere la terapia con temozolomide poiché aveva smesso di funzionare per me e non mi sono qualificata per nessuna sperimentazione clinica per le numerose ricorrenze e per la mia storia terapeutica. Abbiamo deciso di tenere d'occhio il tumore con scansioni MRI ogni 2 mesi. Ora, che siamo nel 2018, ho sopportato altre tre ricorrenze del mio tumore al cervello. L'ultima ricorrenza è avvenuta l'anno scorso, quando abbiamo scoperto che avevo uno xantroastrocitoma pleomorfo anaplastico di grado 3 (un raro tipo di astrocitoma anaplastico) situato nella mia ghiandola pituitaria. Poiché il tumore era inoperabile, ho fatto quattro settimane di radioterapia. Alla fine dell'anno, la mia risonanza magnetica appariva pulita, senza glioblastoma o xantroastrocitoma.

Nel corso del tempo ho riscontrato molti deficit. Alcuni di questi sono stati impegnativi, altri sono riuscita a superarli. Molte persone non si immaginerebbero mai che sto combattendo i tumori cerebrali. Sembro normale. Tuttavia, la mia famiglia e buoni amici sanno che sto soffrendo e combattendo questa lotta.

Ma amo la vita e non mi pentirò mai di aver lottato: ne è valsa la pena. Dalla mia ultima ricorrenza, mi sono divertita con la mia famiglia, ho abbracciato i miei ragazzi al college, festeggiato le vacanze e mi sono goduta la bellezza attorno a me. Durante questi anni, il collegamento con altri che combattono i tumori cerebrali mi ha ispirato e aiutato tanto. Al Musella e il sito web www.virtualtrials.com sono stati così utili. Leggere storie di sopravvissuti è incoraggiante. Per favore, non pensate che sia finita. Non ascoltate le statistiche. Possiamo ancora amare la vita e divertirci anche se siamo pazienti con un tumore al cervello.

Gestione assicurativa e assistenza finanziaria

Alcune persone con tumori cerebrali hanno paura che la loro assicurazione sanitaria venga annullata perché si sono ammalati. Altri hanno paura che il costo del loro trattamento medico per un anno o per tutta la vita superi i limiti di pagamento stabiliti dal loro piano di assicurazione sanitaria, con conseguente riduzione dei risparmi sulla vita o addirittura il fallimento. Altri hanno paura che se perdono il lavoro - e l'assicurazione sanitaria che ne consegue - mentre vengono curati per un tumore al cervello, non saranno in grado di trovare una nuova assicurazione sanitaria a causa delle condizioni preesistenti. Oppure temono che non potranno permettersi l'assicurazione sanitaria anche se continuano con la polizza esistente o se chiedono una nuova copertura.

Il Patient Protection and Affordable Care Act (ACA), la legge federale approvata nel 2010 che viene spesso definita anche Obamacare, è stata emanata per aiutare a rimuovere queste paure. Molte organizzazioni nazionali per il cancro hanno valutato l'ACA. Secondo l'American Cancer Society, ad esempio, l'ACA ha aiutato e aiuterà le persone con tumori cerebrali nei seguenti modi:

- Al momento dell'approvazione, la legge ha immediatamente impedito alle compagnie assicurative di togliere i pazienti dalla copertura solo perché si sono ammalati.

- Al momento dell'approvazione, la legge ha immediatamente vietato alle compagnie di assicurazione sanitaria di avere limiti di pagamento a vita. Nel 2014 la legge ha vietato alle compagnie di assicurazione sanitaria di avere limiti di pagamento annuali.

- Al momento dell'approvazione, la legge ha immediatamente vietato alle compagnie di assicurazione sanitaria di negare la copertura ai bambini con condizioni preesistenti. Nel 2014, la legge ha vietato alle compagnie di assicurazione sanitaria di negare la copertura agli adulti con condizioni preesistenti, come il cancro.

- Al momento dell'approvazione, la legge ha immediatamente vietato alle compagnie di assicurazione sanitaria di negare la copertura ai pazienti che partecipano a studi clinici.

- Al momento dell'approvazione, la legge ha immediatamente vietato alle compagnie di assicurazione sanitaria di addebitare ai pazienti i test di screening del cancro, quali mammografie e colonscopie.

- Nel 2014, la legge imponeva a tutti gli stati di creare mercati di assicurazione sanitaria online (di solito chiamati "scambi") in modo che le persone senza assicurazione possano confrontare e acquistare le migliori coperture dalle compagnie di assicurazione sanitaria.

Con il passaggio dell'ACA, se avevate un'assicurazione sanitaria attraverso il vostro impiego la potete mantenere. Tuttavia, il piano di assicurazione sanitaria deve ora rispettare le disposizioni della legge ACA, come ad esempio il divieto di imporre limiti di pagamento a vita e i limiti annuali di pagamento e la fornitura tra l'altro di test di screening del cancro gratuiti.

I costi della cura del cancro

Anche con la copertura assicurativa, la cura del cancro può essere costosa e provocare difficoltà finanziarie. Molte persone hanno piani assicurativi con franchigie annuali, importi specifici delle spese che devono pagare di tasca propria ogni anno prima che il piano assicurativo inizi a pagare i costi. Una volta superata la franchigia annuale, i piani assicurativi spesso richiedono anche contributi ai pagamenti. Ad esempio, con un tasso tipico di co-assicurazione 80/20, il piano assicurativo pagherà l'80% delle spese mediche approvate mentre i pazienti dovranno pagare di tasca propria il restante 20%. Infine, molti piani assicurativi richiedono cofinanziamenti. Un co-pagamento è una tariffa fissa, ad esempio 30$, che un piano assicurativo richiede al paziente di pagare di tasca propria ogni volta che visita un medico.

Di conseguenza, tenendo conto delle franchigie, dei pagamenti di co-assicurazione e dei co-finanziamenti, l'importo delle spese vive per le cure mediche dirette - visite a medici, chirurgia, radioterapia, chemioterapia - può diventare un importo considerevole anche per pazienti con piani assicurativi eccellenti.

L'American Society of Clinical Oncology sponsorizza un sito Web per pazienti chiamato Cancer.net. Questo sito Web contiene un'eccellente sezione sulle considerazioni finanziarie relative alla cura del cancro, inclusa una presentazione video. Particolarmente rilevante è la pagina intitolata "Domande da porre sui costi". Visitate il sito:
www.cancer.net/navigating-cancer-care/financialconsiderations.

Ma oltre ai costi medici diretti, ci sono anche molte spese non mediche associate al trattamento del cancro. Queste includono trasporto, hotel, pasti e assistenza all'infanzia.

In un recente numero della rivista medica Neuro-Oncology Practice, i ricercatori hanno analizzato le spese vive di 43 pazienti con diagnosi di glioma maligno tra agosto 2008 e maggio 2012. Di questi 43 pazienti, 35 (81%) avevano ricevuto di recente una diagnosi di glioma maligno. La maggior parte di essi aveva un'assicurazione medica privata, 10 (23%) avevano una copertura Medicare o Medicaid e 2 (5%) non erano assicurati. I ricercatori hanno scoperto che la mediana delle spese vive mensili per questi pazienti era di 1342$ (ricordate, la mediana è il valore in una serie di misurazioni, con metà dei valori sopra e metà sotto). All'interno di tale importo mensile, i componenti più elevati erano i pagamenti per i farmaci (710$), le fatture ospedaliere (403$) e i trasporti (327$). Queste spese sono diminuite dopo 3 mesi, suggerendo che le spese si son ridotte dopo il completamento della radioterapia. I ricercatori hanno anche scoperto che la mediana dei salari mensili era 7500$ e che la mediana del tempo di lavoro perso era 12,8 giorni.

Capire la vostra assicurazione

Le leggi assicurative variano da stato a stato. Inoltre, la polizza assicurativa sanitaria potrebbe essere soggetta a linee guida statali o federali a seconda di dove lavorate e se il vostro datore di lavoro è auto-assicurato. Un grande datore di lavoro che è auto-assicurato non è considerato una compagnia assicurativa, ma piuttosto scrive la propria politica che è a sua volta gestita da un'organizzazione di controllo, che può essere un'organizzazione di mantenimento della salute (HMO) che opera nel vostro stato. Le polizze auto-assicurate sono regolate da leggi federali e persino le leggi statali come in California - con rigide leggi HMO a tutela dei consumatori - non sono valide per coloro che sono coperti da piani auto-assicurati regolati a livello federale.

A complicare ulteriormente le cose, piani come HMO e organizzazioni di fornitori preferiti (PPO) spesso rientrano anche in giurisdizioni diverse. Il dipartimento delle risorse umane presso il vostro datore di lavoro può dirvi se il vostro piano è auto-assicurato, se è regolato dallo stato o da regolamenti federali e le informazioni di contatto per l'agenzia del caso.

La maggior parte dei piani assicurativi contiene un elenco specifico di farmaci "coperti" e di quelli esclusi dalla copertura, chiamato "formulario", e per legge deve fornirne una copia su richiesta. Molti dei farmaci usati nel trattamento dei tumori cerebrali sono approvati dalla FDA per altre condizioni, ma non sono approvati per il trattamento dei tumori cerebrali.

La Fondazione Musella gestisce un programma di assistenza al pagamento per le persone con assicurazione sanitaria per uno o più dei seguenti trattamenti: Avastin, Gliadel Wafer, Temodar e il dispositivo Optune. Per conoscere questo programma, visitate il sito: www.braintumorcopays.org/index.cfm.

Quando un medico prescrive un farmaco per una condizione che non rientra nelle linee guida approvate dalla FDA, si parla di un uso "off-label" e in molti casi quest'uso non è coperto dalle assicurazioni.

Molti stati prevedono una procedura di ricorso per contestare un rifiuto per un farmaco off-label che può aiutarvi a ottenere la copertura. Potrebbe esservi richiesto (se non altro per il vostro immediato bisogno del farmaco) di pagare di tasca vostra la prescrizione, poiché il processo potrebbe richiedere diverse settimane per arrivare a una decisione. Se il vostro datore di lavoro o la compagnia assicurativa vi consentiranno di aggiungere la copertura della vostra prescrizione a una copertura anche dei farmaci off-label, vi consigliamo di farlo ora, indipendentemente dal fatto che voi abbiate bisogno o meno questa copertura in questo momento - è probabile che ne avrete bisogno in futuro.

Richiedete una copia del formulario del piano assicurativo e conservatelo nel raccoglitore del trattamento. Chiedete al vostro medico di controllare il formulario al momento di prescrivere un nuovo farmaco per garantire la copertura, o selezionare un farmaco simile (se disponibile) dal formulario per evitare inutili spese vive.

Le informazioni riguardanti le leggi che regolano i piani di trasferimento durante il trattamento o le questioni di "continuità delle cure" quando le politiche cambiano possono trovare risposta rivolgendosi all'ufficio del commissario assicurativo del vostro stato. Molti stati, come la California, hanno dipartimenti specifici per la difesa dei pazienti che possono aiutarvi a risolvere questi problemi o indirizzarvi all'agenzia federale competente se il vostro piano è governato dalle normative federali. I difensori dei pazienti all'interno del dipartimento dell'assicurazione sanitaria dello stato possono aiutarvi con le scartoffie necessarie per presentare ricorsi o reclami quando la compagnia assicurativa nega la copertura per trattamenti o farmaci specifici. Ricordate che:

- Tutte le comunicazioni (dal presentare richieste alle domande generali) devono avvenire in forma scritta.

- Quando si comunica per telefono o di persona, assicuratevi di registrare e confermare la vostra comprensione della conversazione in una lettera inviata con la conferma di ricezione e di conservare una copia della lettera nel vostro archivio.

- Esaminate attentamente tutto ciò che ricevete dalla compagnia assicurativa e dall'ospedale - ad esempio, fatture, pagamenti e crediti – perché gli errori capitano! Non abbiate paura di chiedere spiegazioni per elementi non chiari o non specificati.

- Leggete attentamente la vostra polizza in modo da essere consapevoli di quali elementi sono inclusi e quali elementi sono esclusi, prestando particolare attenzione alle aree che coinvolgono studi clinici o trattamenti sperimentali. Preparatevi a chiedere.

- Il vostro medico deve scrivere una lettera per vostro conto spiegando perché dovreste avere la copertura per questi elementi. È utile avere un confronto con il vostro medico per capire quando verranno prese in considerazione delle terapie sperimentali, piuttosto che aspettare che arrivi quel giorno, per scoprire che non sono comprese nella vostra polizza.

- Le compagnie di assicurazione sanitaria possono assegnarvi un case manager in modo che voi possiate parlare con la stessa persona ogni volta che chiamate. Chiedete alla vostra compagnia assicurativa se vi può essere assegnato un case manager.

- Non esitate a chiedere di trattare con un "superiore" della persona che gestisce il vostro caso e di conservare informazioni accurate sui nomi di tutte le persone (e le loro posizioni) coinvolte nelle vostre richieste.

- Prima di effettuare una richiesta, assicuratevi che la persona con cui si ha a che fare abbia l'autorizzazione a concederla.

- Non siate intimiditi.

- Non esitate a sfidare tutto ciò che non vi suona bene.

- Se non siete sicuri di qualcosa, consultate il Dipartimento delle assicurazioni statali (sopra menzionato) e poi, se necessario, rivolgetevi a un avvocato. Se non pensate di potervi permettere un avvocato, potreste essere in grado di ottenere assistenza legale a basso costo o gratuita. Provate a chiamare l'associazione locale degli avvocati per chiedere assistenza legale (disponibile attraverso le organizzazioni senza scopo di lucro nella maggior parte delle principali comunità) o una scuola di legge locale per chiedere se hanno una praticantato legale per studenti.

- La maggior parte degli stati ha organizzazioni legali senza scopo di lucro che si dedicano di problemi di assistenza sanitaria e sono in grado di discutere dei vostri diritti e contestare per vie legali le decisioni assicurative per conto vostro. Potete cercare su Internet usando le parole: rifiuti assicurativi, HMO, continuità delle cure o accesso all'assistenza sanitaria insieme a "difensori dei pazienti". In California, l'associazione Citizens for the Right to Know sono una risorsa eccellente.

- Impostate e conservate un file di tutta la corrispondenza e delle comunicazioni telefoniche relative ai vostri reclami. Il file dovrebbe includere, ma non essere limitato a, fatture, pagamenti, reclami, lettere inviate, lettere ricevute, assegni, contatti e la vostra polizza.

- Assicuratevi che tutti i premi siano pagati in tempo. Potreste avere problemi a ottenere di nuovo l'assicurazione se lasciate scadere la polizza.

- Tenete traccia di tutte le vostre spese mediche non rimborsate. Potreste essere in grado di utilizzare queste spese per la vostra dichiarazione dei redditi.

Copertura Medicare

Negli Stati Uniti, Medicare può essere utilizzata all'età di 65 anni per le persone idonee a riceverla. Medicare è organizzata in diverse parti. La parte A copre le spese ospedaliere, una parte B opzionale copre le spese del medico e le cure ambulatoriali e una parte D opzionale copre le spese per i farmaci soggetti a prescrizione medica. La parte A è gratuita per i pazienti Medicare, ma paga solo l'80% delle cure ospedaliere e ha una franchigia. La Parte B addebita una commissione mensile a partire da $ 135,50 nel 2019 (detratta dalla sicurezza sociale se dovuta), ma anche questa paga solo l'80% delle spese e ha una franchigia. Le parti A e B sono denominate "Medicare originale". La parte D richiede l'iscrizione a un piano di prescrizione medica di Medicare fornito da una società privata, che addebita un premio mensile.

Poiché le parti A e B pagano solo l'80% delle spese mediche, un'altra parte di Medi-care, la parte C, è progettata per coprire gran parte del divario del 20% e ridurre l'esposizione deducibile. Questi sono piani di copertura Medicare, offerti da società private. Una persona deve usufruire Medicare originale per aderire a un piano di parte C. I piani di assistenza Medicare hanno spesso premi mensili (in aggiunta al premio della parte B), ma molti di questi piani includono anche la copertura farmacologica della parte D nonché coperture extra come la vista, l'udito e la copertura dentale. I piani di assistenza Medicare, tuttavia, funzionano tipicamente con le reti di provider, ovvero HMO o PPO. Ciò significa che i servizi coperti vi saranno meno costosi se utilizzerete medici o ospedali che appartengono alla rete prevista dal piano.

In alternativa ai piani di assistenza Medicare, le polizze assicurative integrative (Medigap) di Medicare sono disponibili da società private per coprire il divario del 20% previsto da Medicare originale. Esistono vari piani supplementari che offrono diversi vantaggi. Questi piani in genere costano di più rispetto ai piani Medicare Advantage e non sono associati a un piano di farmaci da prescrizione parte D, che dovrà essere acquistato separatamente. I piani supplementari tuttavia non tentano di limitare la scelta dei medici o delle strutture, esponendovi a maggiori spese se scegliete di utilizzare medici o centri di assistenza al di fuori della rete dei fornitori prevista dal vostro piano.

Come paziente con tumore al cervello, dovrai cercare le migliori cure possibili per il tumore al cervello in un centro oncologico completo - o in più di un centro nel corso del trattamento - ovunque sia possibile nel paese. Di conseguenza, se sei iscritto a Medicare, o lo sarai presto, potrebbe essere prudente durante il prossimo periodo di iscrizione annuale cercare la migliore polizza assicurativa integrativa (Medigap) che puoi permetterti perché i piani Medicare Advantage sono progettati per limitare le scelte a una rete di provider preferita. Un posto dove iniziare la ricerca di polizze assicurative integrative (Medigap) è il sito web dell'American Association of Retired People (AARP): www.aarp.com.

Assistenza finanziaria

Esistono molte organizzazioni e persino individui che forniscono assistenza finanziaria ai pazienti con tumori cerebrali e alle loro famiglie. Miles for Hope, ad esempio, fornisce assistenza per i voli a coloro che partecipano a trattamenti di sperimentazione clinica. Altre organizzazioni potrebbero non fornire assistenza diretta con le spese, ma possono aiutare a ridurre i costi associati alle cure mediche. Angel Flight è stato creato da un gruppo di piloti volontari per fornire il trasporto aereo gratuito per esigenze mediche quando il tempo è importante ma il viaggio non è un'emergenza. L'organizzazione chiamata Mission4Mauerten ha fondi per coprire una serie di spese, dal viaggio per cure, al mantenimento di un posto dove vivere, al pagamento delle spese mediche non coperte da assicurazione.

La Fondazione Musella gestisce due diversi programmi per aiutarvi con i costi del trattamento. Per le persone con assicurazione, abbiamo un programma di assistenza al pagamento per uno o più dei seguenti trattamenti: Avastin, Gliadel Wafer, Temodal e il dispositivo Optune.

Per le persone senza assicurazione, abbiamo una carta sconto sui farmaci della Musella Foundation che può essere utilizzata da tutti - non solo dai pazienti con tumori cerebrali – fornendo fino all'80% di o più del costo di medicinali soggetti a prescrizione medica, farmaci da banco (vale a dire, medicinali che non necessitano di una prescrizione medica) e persino medicinali soggetti a prescrizione per animali domestici. Non vi è alcun costo per la carta, non vi è alcun rischio nel suo utilizzo ed è immediatamente disponibile online, senza registrazione. Prendete la carta per la vostra farmacia e chiedete quanto costerebbe la prescrizione usando questa carta rispetto a quanto costerebbe senza di essa. Se l'utilizzo della scheda è meno costoso per la prescrizione, utilizzatela.

La Carta sconto farmaci della Musella Foundation può essere utilizzata anche da pazienti che hanno un'assicurazione, ma non è possibile combinare lo sconto fornito da questa carta con lo sconto fornito dalla propria assicurazione. A volte lo sconto sulla carta sarà maggiore dello sconto assicurativo.

La Fondazione Musella fornisce una Carta sconto sui farmaci della Fondazione Musella per tutti i pazienti, ma soprattutto per quelli senza assicurazione. Per ottenere immediatamente la carta, visitate il sito: www.virtualtrials.com/drug_assistance.cfm.

La tabella seguente fornisce un elenco di alcune delle organizzazioni che possono aiutarvi. Come promemoria, se si ricevono benefici da Medicare o Medicaid dai Centri statunitensi per i servizi Medicare e Medicaid, è anche possibile contattare direttamente queste agenzie e ottenere assistenza per il pagamento di parte dei costi dell'assistenza sanitaria e dei farmaci soggetti a prescrizione medica. Potete chiamare il numero 1-800-Medicare.

Tabella 1: organizzazioni che possono fornire consulenza e supporto finanziari

Organizzazione	Sito Web	Descrizione
Angel Flight Travel Assistance	www.angelflight.com	Organizza il trasporto aereo gratuito per qualsiasi esigenza legittima, benefica e medica
CancerCare	www.cancercare.org	Offre assistenza finanziaria per i costi legati al cancro e co-finanzia, e gli assistenti sociali di oncologia professionale possono aiutare a ottenere risorse aggiuntive

Organizzazione	Sito Web	Descrizione
Darren Daulton Foundation	www.darrendaultonfounda tion.org	Fornisce assistenza finanziaria a coloro che soffrono di cancro al cervello, tumori cerebrali e lesioni cerebrali
Drug Assistance Programs from Farmaceutical Companies	www.rxassist.org	Elenca i programmi delle società farmaceutiche intesi a facilitare l'accesso ai farmaci necessari per i pazienti che hanno difficoltà finanziarie e non sono idonei per l'assicurazione Medicare, Medicaid o privata
Glenn Garcelon Foundation	www.glenngarcelonfoundat ion.org	Dà finanziamenti a persone con tumore cerebrale primario di qualsiasi tipo (maligno o non maligno)
Medicare Rights Center	www.medicarerights.org	Garantisce l'accesso a servizi sanitari a prezzi accessibili per gli anziani e le persone con disabilità
Mission for Maureen Travel Assistance	www.mission4maureen.org	Fornisce assistenza finanziaria alle famiglie gravate dal costo del trattamento del cancro al cervello. Sono disponibili aiuti finanziari per spese mediche, assistenza all'infanzia, indennità di alloggio, bollette, trasporti, cure mediche e altre aree di assistenza
NeedyMeds	www.needymeds.org	Mantiene il sito Web dei programmi che aiutano le persone che non possono permettersi farmaci e spese sanitarie e forniscono una tessera sconto gratuita

Organizzazione	Sito Web	Descrizione
Patient Advocate Foundation	www.copays.org	Fornisce assistenza finanziaria ai pazienti, incluso quelli assicurati attraverso piani come Medicare, per i co-pagamenti, la co-assicurazione e le franchigie richieste dall'assicuratore del paziente

Quindi ricorda che:

- È indispensabile comprendere l'assicurazione sanitaria che hai e i benefici che offre.

- Devi comunicare con le compagnie assicurative per iscritto.

- Devi esaminare attentamente tutto ciò che ricevi dalle compagnie assicurative, e chiedere spiegazioni per le cose che non capisci.

- Devi creare e conservare un file di corrispondenza e comunicazioni relative ai reclami.

- Devi assicurati che i premi dell'assicurazione vengano pagati in tempo.

- Non devi essere intimidito.

- Esistono organizzazioni e individui che possono fornirti assistenza finanziaria, inclusa la Fondazione Musella.

Storia di un sopravvissuto #10

Il 1 ° giugno 2005, appena cinque settimane dopo la nascita del mio primo figlio, mi è stato diagnosticato il glioblastoma. Questo tipo di tumore maligno e mortale aveva le dimensioni di una palla da tennis. Ai pazienti con glioblastoma viene detto che "non è una questione di se, è una questione di quando" il tumore tornerà.

Ho subito un intervento chirurgico al cervello per rimuovere il glioblastoma. Il problema con la chirurgia cerebrale è che i medici non sanno cosa troveranno fino a quando non ti aprono la testa e danno un'occhiata. Dopo aver scoperto che la rimozione del tumore poteva causare una perdita di mobilità sul lato sinistro, i chirurghi ne hanno rimosso solo metà. Mi è stato detto che sarei stata fortunata a vivere un anno. Continuavo a dire ai dottori che non era giusto, perché avevo appena avuto il mio primo figlio.

Mio marito ed io non ci siamo arresi. Abbiamo deciso di visitare alcuni prestigiosi centri oncologici dopo aver ricevuto il peggior rapporto di patologia possibile. Tutte le cliniche specializzate nel trattamento del tumore al cervello mi hanno raccomandato di "ripetere" la mia chirurgia cerebrale per completare la rimozione del tumore. Ho scelto uno di questi centri per coordinare tutto il mio trattamento. Ho anche avuto il sostegno per la disabilità a lungo termine per coprire le mie spese mediche e rimanere a galla.

Nel luglio 2005, i chirurghi hanno operato nuovamente per rimuovere il tumore rimanente, una procedura che ha avuto successo.

A quel tempo, sono entrata in una sperimentazione clinica che prevedeva l'impianto di un farmaco localmente nelle aree interessate del mio cervello, un trattamento che richiedeva un soggiorno di quattro giorni in un'unità di terapia neuro-intensiva. La maggior parte degli interventi al cervello rimuove il tumore ma non tutte le cellule danneggiate. La nuova procedura era un modo per uccidere le cellule danneggiate rimanenti e impedire il ritorno del tumore. Sono stata fortunato che la mia assicurazione sanitaria ha pagato la degenza ospedaliera e tutte le spese. Spesso non avevamo idea se la nostra assicurazione sanitaria avrebbe pagato per un trattamento sperimentale se necessario.

Gli interventi chirurgici e la procedura sperimentale con i farmaci furono un successo. Tuttavia, ho perso molte delle mie funzioni cognitive e mi ci sono volute settimane per riprendermi.

Come se gli interventi al cervello non bastassero, la mia famiglia e io ci trasferimmo nella sede del centro oncologico specializzato per fare un ciclo completo di radioterapia. Dopo la radioterapia, ho iniziato un anno di chemioterapia. Grazie alla mia assicurazione per invalidità, non ho dovuto tornare al lavoro. Ma senza il reddito da invalidità, non sarei stata in grado di mantenere a galla la mia vita. È stato un salvavita.

Ora, nel 2018, ho effettuato scansioni MRI senza traccia di tumore per 13 anni. Attribuisco il mio successo alla mentalità, alla resilienza e alla tenacia - tutte le qualità che mi hanno permesso di vedere oltre la terribile diagnosi del 2005. Mi sforzo di continuare a dare l'esempio a mio figlio, la mia famiglia, i miei coetanei e la mia comunità, nella speranza di poter lasciare anche un piccolo segno fino a che sono in vita.

Epilogo

Nel 1992 a mia cognata Lana, una madre di quattro figli, fu diagnosticato un glioblastoma. Lana subì un intervento chirurgico e la radioterapia, ma la prima risonanza magnetica dopo la radiazione mostrò che il tumore era diventato ancora più grande. Questo prima che Temodal, Gliadel Wafer e Avastin fossero disponibili. La prospettiva per Lana era desolante. I suoi medici le dissero anche che non c'erano studi clinici che l'avrebbero accettata a causa delle dimensioni del suo tumore. In realtà, sebbene si trovasse in un importante centro di ricerca sul tumore al cervello, in pratica il team medico si era arreso. All'epoca non esisteva un database centralizzato di studi clinici per pazienti affetti da tumore al cervello.

Ma io ero esperto di computer. Ho creato il primo gruppo di supporto online dedicato ai tumori cerebrali su CompuServ e AOL. Ho anche pubblicato un database online di studi clinici sui tumori cerebrali, uno dei primi siti web database-driven per qualsiasi tipo di cancro. Lana ha scoperto di essere eleggibile per molti studi clinici e ne ha provati due. È andata molto meglio del previsto. Ha vissuto otto anni, un record di sopravvivenza che all'epoca era quasi inaudito, e per la maggior parte del tempo è rimasta in buona salute.

Nel 1998, la Fondazione Musella è stata fondata come un ente di beneficenza no profit dedicato ad accelerare la ricerca di cure per i tumori cerebrali e per aiutare le famiglie ad affrontare la diagnosi del tumore al cervello. Ironia della sorte, a mio padre fu diagnosticato il glioblastoma l'anno successivo. Eravamo più preparati di prima a trattare questa diagnosi, ma è stata tuttavia un'esperienza orrenda da affrontare. Poiché il suo tumore progredì molto rapidamente, mio padre morì solo pochi mesi dopo la diagnosi.

Da allora, la Fondazione Musella ha fatto molto:

- Il nostro sito Web www.virtualtrials.com continua ad espandersi in termini di servizi forniti e di servizi alla comunità (nel 2018 abbiamo avuto 50.000 visitatori da 217 paesi diversi).

- Il nostro programma di assistenza e co-finanziamento ha assegnato oltre 5 milioni di dollari in sovvenzioni a oltre 1000 pazienti affetti da tumore al cervello.

- Abbiamo creato e gestiamo "Brain Tumor Virtual Trial", il nostro studio sui pazienti affetti da tumore al cervello e un progetto a lungo termine sugli esiti del glioblastoma.

- Abbiamo contribuito a convincere Medicare a pagare per Temodal e Gliadel Wafers e stiamo lavorando per far pagare a Medicare il dispositivo Optune. Abbiamo contribuito ad accelerare l'approvazione della FDA di Temodal, Avastin e Optune per i tumori cerebrali.

La cosa più importante, tuttavia riteniamo siano i gruppi di supporto online che gestiamo. Ogni famiglia che ha a che fare con un tumore al cervello dovrebbe avere almeno qualcuno che si registri al gruppo sui trattamenti dei tumori al cervello attraverso il nostro sito Web. Unirvi a questo gruppo vi consente di comunicare con oltre 2600 famiglie che attraversano gli stessi problemi. Coloro che hanno viaggiato lungo questa strada possono aiutare - e vogliono aiutare - quelli di voi che iniziano proprio ora.

Nei 27 anni in cui sono stato immerso nel mondo dei tumori cerebrali, ho visto un incredibile cambiamento di atteggiamento tra i ricercatori sui tumori cerebrali. C'è stato un impeto senza precedenti di progressi nell'identificazione di nuovi approcci terapeutici. Sono convinto che siamo sulla buona strada e una cura è in vista. Ora è solo una questione di tempo e denaro. Ma sebbene il governo finanzi ora la ricerca sui tumori cerebrali a un livello senza precedenti, molti progetti promettenti rimangono non finanziati. Attraverso la Musella Foundation, abbiamo la possibilità di accelerare la ricerca di una cura, finanziando la ricerca selezionata che completi, senza duplicare, la ricerca finanziata dal governo.

Per questo abbiamo bisogno del tuo aiuto. Le donazioni alla Fondazione Musella possono essere generali o possono essere dedicate a fini specifici, come il nostro sostegno alla ricerca sui tumori cerebrali o il nostro programma di assistenza e co-finanziamento delle cure. Per maggiori dettagli su come aiutarci ad accelerare la ricerca della cura, visitate il sito Web www.virtualtrials.com.

Al Musella, DPM

Fondatore e Presidente

Fondazione Musella per la ricerca e l'informazione sui tumori cerebrali

Contributi recenti concessi dalla Fondazione Musella

Di seguito è riportato un elenco delle recenti borse di ricerca finanziate dalla Fondazione Musella. Dal 2003, la Fondazione Musella ha assegnato ai ricercatori oltre 4 milioni di dollari in 126 borse. Abbiamo contribuito a finanziare i primi lavori su alcune delle terapie più promettenti.

I ricercatori interessati possono chiamare direttamente la Fondazione Musella per discutere i progetti per i quali cercano finanziamenti prima di presentare la domanda formale di finanziamento.

Per visualizzare un elenco di i finanziamenti concessi dalla Fondazione Musella, visitate la pagina relativa ai *grant* del sito web Web www.virtualtrials.com: www.virtualtrials.com/grants.cfm.

Alcuni finanziamenti concessi nel 2018

- $250.000 ai ricercatori di Oncoceutics, Inc., Filadelfia, Pennsylvania, come primo pagamento di una sovvenzione da 1 milione di dollari per il progetto: "Onc-201 per glioma pontino intrinseco diffuso (DIPG) e gliomi di alto grado con Mutazione H3 K27M." Questo finanziamento è stato effettuato in collaborazione con Cure Starts Now e Michael Mosier Defeat DIPG Foundation.

- $50.000 ai ricercatori presso l'Università della Florida del Sud, Tampa, FL, per il progetto: "Trattamento ICA-1 per glioblastoma e medulloblastoma".

- $50.000 ai ricercatori presso il Jackson Laboratory for Genomic Medicine, Farmington, CT, per il progetto: "Targeting di ribonucleotide reduttasi per il trattamento del glioblastoma".

- $27.000 ai ricercatori del Dana Farber Cancer Institute, Boston, MA, per il progetto: "Indurre la differenziazione terapeutica nel DIPG riprogrammando la cromatina con doppia inibizione HDAC / LSD1".

- $25.000 ai ricercatori presso il Brigham and Women's Hospital, Boston, MA, per il progetto: "Mirare al percorso di polimerizzazione dell'actina per un migliore trattamento del glioblastoma multiforme".

- $25.000 al DIPG Collaborative, Cincinnati, OH, per aiutare a finanziare la ricerca sul glioma pontino intrinseco diffuso pediatrico (DIPG).

- $25.000 a ricercatori del Duke University Medical Center, Durham, NC, per il progetto: "Immunoterapia con poliovirus oncolitico per medulloblasoma pediatrico".

- $25.000 ai ricercatori dell'Hunstman Cancer Institute, Salt Lake City, UT, per il progetto: "Sfruttare la vulnerabilità dei gliomi mutanti IDH".

- $25.000 ai ricercatori del Johns Hopkins Hospital, Baltimora, MD, e del Neuro-Oncology Branch di NIH, Bethesda, MD, per il progetto:"Valutazione della risposta farmacocinetica e farmacodinamica e profilo della resistenza acquisita a trametinib e dabrafenib in BRAF-V600E-gliomi ricorrenti mutati."

- $25.000 ai ricercatori del Centro globale per il cancro di Roswell Park, Bufalo, New York, per il progetto: "Chiarire un nuovo meccanismo di invasione presente nelle cellule staminali mesenchimali associate agli glioma che portano alla progressione del tumore".

- $25.000 ai ricercatori del Centro sanitario dell'Università del Connecticut, Farmington, CT, per il progetto: "La radiazione potenziata con iodio e nanoparticelle può aumentare l'efficacia della terapia con temozolomide? Uno studio preclinico. "

- $25.000 ai ricercatori presso la School of Medicine dell'Università del Colorado, Aurora, CO, per il progetto: "Ampliare il lavoro preclinico per uno studio di fase 1/2 di selinexor e radioterapia nel DIPG di nuova diagnosi e glioma della linea mediana diffusa". Questa sovvenzione è dal nostro fondo per il DIPG.

- $12.500 ai ricercatori dell'Ospedale pediatrico Ann e Robert H. Lurie di Chicago, Illinois, per il progetto: "Sviluppo di un nuovo inibitore PLK4 selettivo, biodisponibile per via orale per il trattamento dei tumori pediatrici del cervello".

Alcuni finanziamenti concessi nel 2017

- $ 50.000 ai ricercatori della Wake Forest University, Winston-Salem, NC, per il progetto: "Targeting di fattori inducibili dall'ipossia nei gliomi".

- $50.000 ai ricercatori presso l'ospedale universitario di Hackensack, Hackensack, NJ, per il progetto: "Potenziale radioterapia del glioblastoma con telmisartan e inibitori del checkpoint immunitario".

- $25.000 ai ricercatori di Oncoceutics, Inc., Filadelfia, Pennsylvania, per il progetto: "Valutazione clinica di DRD5 come biomarcatore predittivo di risposta all'antagonista selettivo di DRD2 ONC201."

- $25.000 al DIPG Collaborative, Cincinnati, OH, per aiutare a finanziare la ricerca sul DIPG pediatrico.

- $25.000 a ricercatori del Dana Farber Cancer Institute, Boston, MA, per il progetto: "Definire meccanismi molecolari di resistenza all'immunità da glioblastoma utilizzando una nuova piattaforma di screening in vivo della perdita di funzione CRISPR / Cas9".

- $25.000 ai ricercatori presso l'Università della California, San Francisco, California, per il progetto: "Mirare all'ambiente immunitario del glioma creando organi linfoidi terziari".

- $25.000 ai ricercatori dell'Ospedale pediatrico Ann e Robert H. Lurie di Chicago, Illinois, per il progetto: "Qualificazione dell'inibitore PLK4 CFI-400945 per futuri studi clinici su tumori cerebrali pediatrici".

- $25.000 ai ricercatori del Medical College of Wisconsin, Wauwatosa, WI, per il progetto: "Sviluppo di un lembo osseo cranico integrato vascolarizzato a basso costo per ridurre il rischio di infezione a seguito di chirurgia cranica".

- $25.000 ai ricercatori presso l'ospedale pediatrico di Filadelfia, in Pennsylvania, per il progetto: "Caratterizzazione genomica completa del DIPG attraverso un'architettura condivisa di biorepository per la raccolta e la cura di biospecimen".

Appendice: Il sito web virtualtrials.com della Fondazione Musella

Nelle prossime due pagine presentiamo una mappa schematica del sito web virtualtrials.com, il sito web della Fondazione Musella per la ricerca e l'informazione sul tumore al cervello.

Il sito Web è concepito come un portale essenziale verso il mondo dei trattamenti e delle organizzazioni che fanno ricerca nel campo dei tumori cerebrali.

Aggiornato settimanalmente, il sito Web contiene un'enorme quantità di informazioni (che vanno in termini di complessità dalle informazioni di base per i pazienti alle specifiche questioni mediche) e centinaia di collegamenti.

Ci auguriamo che voi possiate sfruttare appieno questo sito Web, inclusi i gruppi di supporto online, l'assistenza e il co-finanziamento, la spiegazione dei trattamenti, la lista dei test clinici e dei centri per la ricerca e il trattamento dei tumori cerebrali e altro ancora.

Come menzionato nel primo capitolo del libro, vorremmo ricevere tue notizie. Puoi raggiungerci tramite il sito Web oppure chiamarci al numero verde 888-295-4740 (o utilizzare il nostro numero diretto 516-295-4740). Il momento migliore per chiamare è tra le 10:00 e le 18:00 ET dal lunedì al venerdì e tra le 10:00 e le 13:00 ET sabato e domenica.

La Fondazione Risiede nello stato di New York.

Ringraziamenti

La Guida per le Nuove Diagnosi di Tumore Cerebrale è stata scritta da Al Musella, DPM. La Fondazione Musella per la ricerca e informazione sui tumori cerebrali, Inc., sponsorizza questo libro.

La Fondazione Musella è un'associazione pubblica no profit secondo la legge 501 (c) (3) dedicata ad accelerare la ricerca per la cura dei tumori cerebrali e ad aiutare le famiglie ad affrontare i tumori cerebrali.

Per informazioni sui tumori cerebrali, per unirvi a gruppi di supporto online o fare una donazione, visitate il sito: virtualtrials.com.

Tutti i proventi della vendita della "Brain Tumor Guide for the Newly Diagnosed" sono utilizzati per finanziare la ricerca sul tumore al cervello. Quelli della traduzione italiana a mantenere il sito www.glioblastomamultiforme.it / www.glioblastoma.it e i suoi servizi.

Mappa del sito web virtualtrials.com

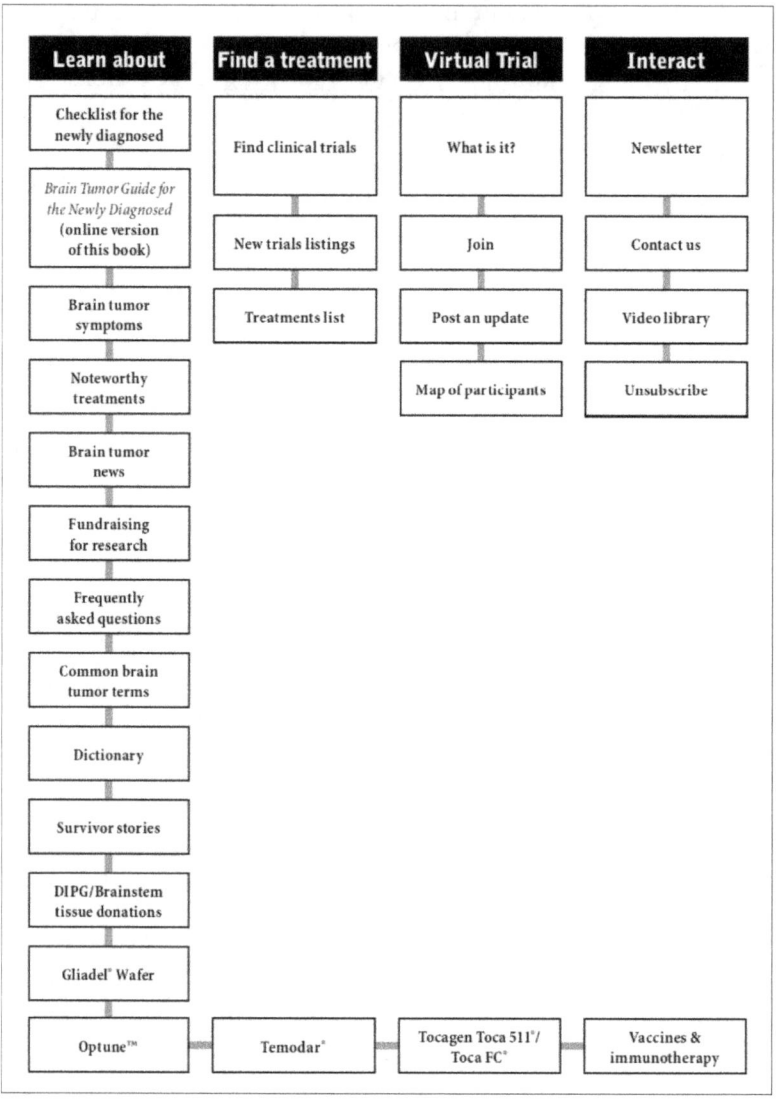

Learn about	Find a treatment	Virtual Trial	Interact
Checklist for the newly diagnosed	Find clinical trials	What is it?	Newsletter
Brain Tumor Guide for the Newly Diagnosed (online version of this book)	New trials listings	Join	Contact us
Brain tumor symptoms	Treatments list	Post an update	Video library
Noteworthy treatments		Map of participants	Unsubscribe
Brain tumor news			
Fundraising for research			
Frequently asked questions			
Common brain tumor terms			
Dictionary			
Survivor stories			
DIPG/Brainstem tissue donations			
Gliadel® Wafer			
Optune™	Temodar®	Tocagen Toca 511®/ Toca FC®	Vaccines & immunotherapy

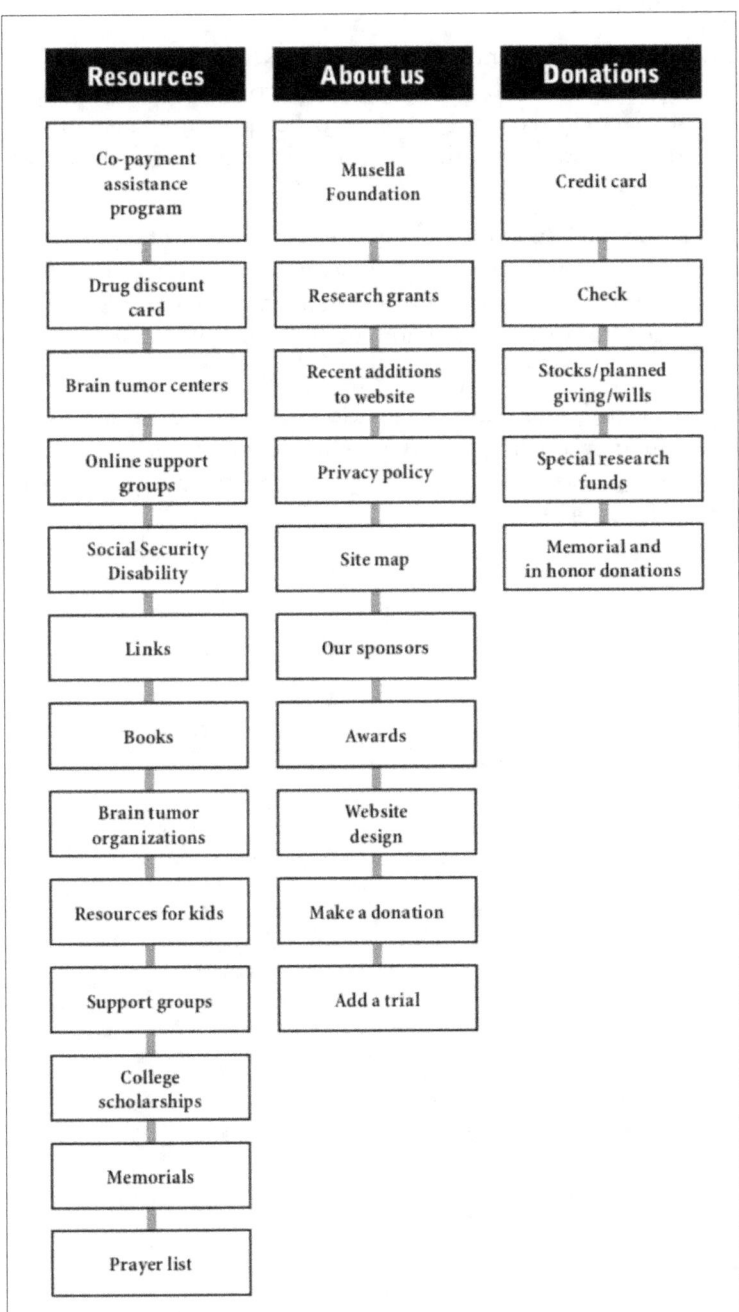

Resources

- Co-payment assistance program
- Drug discount card
- Brain tumor centers
- Online support groups
- Social Security Disability
- Links
- Books
- Brain tumor organizations
- Resources for kids
- Support groups
- College scholarships
- Memorials
- Prayer list

About us

- Musella Foundation
- Research grants
- Recent additions to website
- Privacy policy
- Site map
- Our sponsors
- Awards
- Website design
- Make a donation
- Add a trial

Donations

- Credit card
- Check
- Stocks/planned giving/wills
- Special research funds
- Memorial and in honor donations

Divulgazione

Le informazioni fornite nella Guida per le Nuove Diagnosi di Tumore Cerebrale e nel sito Web www.virtualtrials.com riflettono le opinioni di diverse persone, la maggior parte delle quali non sono medici o infermieri addestrati a praticare oncologia, neurologia oncologica o neurochirurgia.

Le informazioni contenute in questo libro e sul sito Web devono pertanto essere considerate semplicemente idee per ulteriori discussioni con i medici. La Fondazione Musella non fornisce consulenza medica ne il contenuto di questa guida ne del sito Web devono essere considerati come consulenza medica.

Se trovate errori, non siete d'accordo con ciò che diciamo o avete suggerimenti per migliorarlo, vi preghiamo di contattarci via e-mail all'indirizzo musella@virtualtrials.com o di telefonare gratuitamente al numero 888-295-4740.

La storia di Emanuele

Finalmente vi racconto la storia di chi, in fin dei conti, ha fatto in modo che io decidessi di tradurre in Italiano la Guida della Fondazione Musella ma soprattutto che avessi la forza e il coraggio di arrivare fino alla fine di questo progetto e che continua a darmi la forza di mantenere aggiornato il sito Web www.glioblastoma.it / www.glioblastomamultiforme.it.

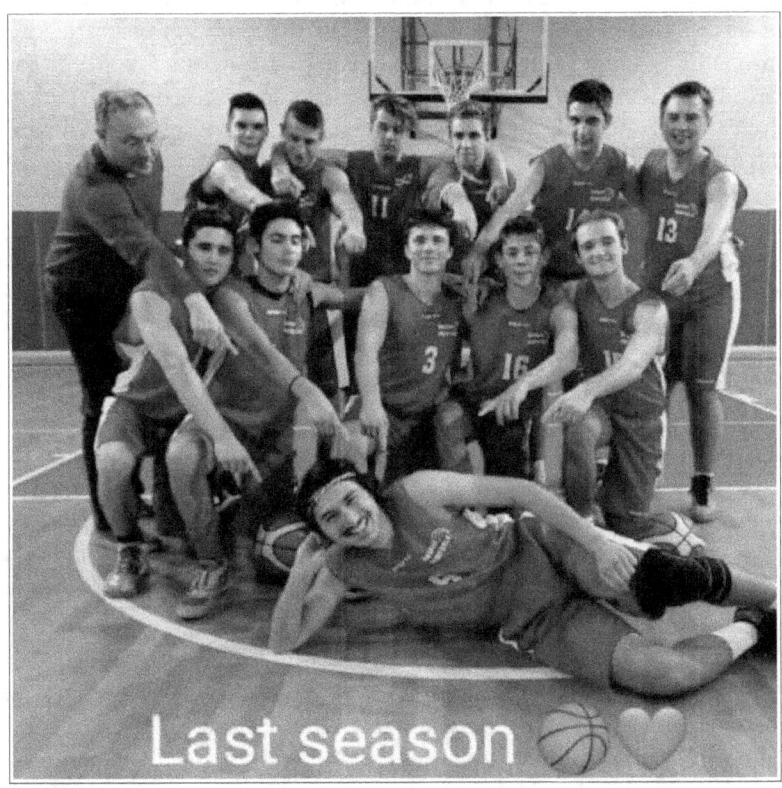

Sono il papà di Emanuele e di Leonardo, due figlioli stupendi, i migliori figli che un papà potrebbe mai desiderare ... sportivi, bravi a scuola e socialmente attivi. Siamo a febbraio 2018, Emanuele è un giocatore di basket, si è appena iscritto a ingegneria gestionale a Udine e sta studiando per preparare i primi esami.

Mi informa di avere uno strano formicolio alla mano sinistra. Banalizzo. Dopo qualche giorno il formicolio persiste. Decidiamo di non sottovalutare il sintomo e iniziamo a fare qualche indagine. A una rapida ricerca su internet sembra che le possibili cause siano: ernia cervicale, problemi cardiaci, una lesione cerebrale, la sclerosi multipla. Considerato che è un'atleta escludiamo la prima e facciamo una risonanza magnetica da cui non risulta gran che, ma sufficiente secondo il medico di base per confermare la possibile ernia da trattare con un po' di fisioterapia. Io parto per gli Stati Uniti, rassicurato, vado a fare la Singularity University. Siamo a marzo. Emanuele è peggiorato e ora il formicolio influenza anche l'avambraccio e la gamba sinistra. Sembra chiaro che la fisioterapia e la possibile diagnosi non sono probabilmente corrette. Andiamo a fare una visita neurologica e il neurologo sostiene che Emanuele probabilmente stia somatizzando. La cosa mi lascia perplesso perché conoscendo Emanuele non mi sembra possa essere depresso anche se essendo un'atleta soffre certamente il non riuscire più a muoversi liberamente e a correre. Decido di andare privatamente a fare una risonanza cerebrale. È il 4 Aprile e il radiologo ci comunica di aver trovato due lesioni di circa 3 e 6 cm di diametro che spiegano certamente i sintomi di Emanuele. Ci consiglia anche di andare a Udine dove opera una equipe di neurochirurghi guidata da un certo Prof. Miran Skrap, a detta di tutti un luminare nel campo. Il 5 Aprile siamo a Udine dove decidono di ricoverare immediatamente Emanuele. Il 7 Aprile Emanuele ha un attacco epilettico. Decidono di fare una biopsia già il 9 aprile per capire di cosa si tratta e decidere come procedere. Qualche giorno più tardi arrivano i risultati della biopsia che parlano di un medullo blastoma in zona anomala. Il 18 aprile 2018 Emanuele viene operato. L'operazione va bene. Viene tuttavia rimossa una sola lesione, quella situata nella regione del controllo motorio destro perché intervenendo sulla seconda lesione molto più profonda, nella zona del trasporto funzionale si rischierebbe di lasciare Emanuele plegico. Emanuele inizia subito la riabilitazione. Purtroppo dopo l'attacco epilettico non riesce più a muovere la parte sinistra del corpo ed è costretto su una sedia a rotelle. Il protocollo standard prevede radioterapia e chemioterapia dopo la quinta settimana dall'intervento, per ridurre il rischio di recidive e trattare la seconda lesione. Dopo un paio di settimane dell'intervento arriva il risultato della biopsia che è purtroppo diversa dalla prima e parla di glioblastoma multiforme Grade IV Wild Type. Le prospettive sono totalmente diverse. Non si parla più di probabilità di guarigione. L'aspettativa di vita media è di 15 mesi dalla diagnosi. Non ci rassegniamo perché sappiamo che ogni tumore fa storia a se. Decido di scatenare tutte le mie conoscenze. Sembra che il problema di questo tumore cerebrale siano le recidive ma ci dicono che un centro di ricerche a Colonia in Germania dispone di un vaccino che può fare miracoli. Ricominciamo a sperare.

Decidiamo di procedere per gradi. Ci dicono che la radioterapia tradizionale ha degli effetti collaterali che sembrano poco adatti a un giovane come Emanuele. La radioterapia tradizionale infatti utilizza dei fasci confluenti di fotoni che interagiscono con le cellule del corpo umano lungo tutta la traiettoria. L'effetto più elevato ovviamente si ha dove vi è una convergenza di fasci ma un po' di energia si trasmette anche in un intorno non trascurabile potendo potenzialmente creare altri danni. Ci dicono che invece la protonterapia utilizzando particelle più pesanti interagisce solo dove le particelle finiscono la loro corsa per cui è molto più precisa e dovrebbe avere minori effetti collaterali. Al momento esistono solo 2 centri in Italia dove si pratica la protonterapia e si trattano tumori celebrali. Li visitiamo entrambi e alla fine decidiamo di andare a Trento dove veniamo accolti con maggiore empatia. Il centro sembra più recente.

Nel frattempo Emanuele continua a fare fisioterapia a Udine presso un centro specializzato e si impegna molto per recuperare il movimento della gamba e del braccio sinistro. A basket lo chiamavano il guerriero e iniziamo a capire perché … non molla un attimo e si pone continui obiettivi di miglioramento della mobilità che raggiunge uno dopo l'altro.

Il centro di Trento è fuori regione ed è necessario avere l'autorizzazione dell'azienda sanitaria di appartenenza: dopo qualche peripezia la otteniamo.

Tutto sembra andare per il verso giusto. Da qualche tempo siamo anche molto attenti alla dieta di Emanuele eliminando gli zuccheri per evitare di alimentare il tumore e il sale visto che Emanuele assume cortisone per ridurre l'edema cerebrale.

A Trento facciamo degli esami tra cui risonanze con mezzo di contrasto, PET, visite al centro di protonterapia per progettare il trattamento. Scopriamo che la lesione che non è stata ancora trattata è cresciuta e bisogna fare presto. Troviamo un alloggio e iniziamo il trattamento combinato di protonterapia e chemioterapia. Ci offrono anche di continuare la riabilitazione a Pergine, vicino a Trento, in una clinica riabilitativa. Emanuele affronta tutto con motivazione e forza d'animo. La chemioterapia crea a Emanuele un unico episodio di senso di vomito e sembra quindi gestibile. Ci saranno 33 sedute di protonterapia in cui verrà trattata la lesione non operata e anche quella operata più un area circostante ad entrambe sempre per ridurre la probabilità di recidive. I trattamenti vanno dal lunedì al venerdì per cui riusciamo spesso a ritornare a casa per il week end. La riabilitazione sembra funzionare e i miglioramenti sono lenti ma costanti.

Quando rientriamo a casa riusciamo anche ad andare a pescare, la seconda grande passione di Emanuele dopo il basket. Non è facile perché dalla sedia a rotelle dobbiamo aiutare Emanuele a salire in barca e al rientro dobbiamo ripassare sulla sedia a rotelle. Vedere Emanuele felice di pescare è una ricompensa impagabile.

Il trattamento finisce a fine luglio e le risonanze di controllo sembrano far ben sperare.

Considerata l'alta recividità del glioblastoma sappiamo che se vogliamo far guarire Emanuele è necessario utilizzare terapie sperimentali.

Qualche mese prima avevamo presentato il caso all'istituto neurologico Besta di Milano. Ci avevano chiesto di inviare dei vetrini con campioni della biopsia per valutare l'opportunità d'inserimento in Trial che erano in corso negli Stati Uniti.

Non abbiamo tuttavia mai ottenuto risposte concrete attraverso questo canale.

L'idea dei Trial comunque non ci piaceva. Trial significa studi in cui ad alcuni pazienti viene somministrato il nuovo farmaco, ad altri il placebo e in alcuni casi ad altri ancora il farmaco tradizionale in modo da capire se effettivamente il nuovo farmaco presenta dei vantaggi. La scelta del paziente è causale per cui si tratta veramente di un terno al lotto.

Inizio la ricerca attraverso le mie conoscenze. Contattiamo gli istituti Mayo Clinic e MD Anderson negli Stati Uniti e Puhua International

Hospital in Cina che sembrano i più avanzati. Tutti ci dicono che al momento il metodo più efficace sembra quello utilizzato all'istituto IOZK di Colonia in Germania. L'aspettativa di vita sembra essere di 5 anni e, in 5 anni, di cose ne possono succedere per cui, decidiamo di procedere in quella direzione. Alcuni amici ci mettono in contatto con altri pazienti che sono stati all'IOZK con risultati sorprendenti.

Scopriamo che IOZK è una clinica privata e che il trattamento completo può arrivare a costare diverse decine di migliaia di euro. Quale che sia la cifra siamo disposti a fare qualunque sacrificio per il bene di Emanuele.

Scopriamo tuttavia che se uno specialista è in grado di certificare che il trattamento offre maggiori chances di guarigione e che in Italia non c'è nulla di simile l'azienda sanitaria può rimborsare fino all'80% del costo del trattamento.

Ci mettiamo alla ricerca di uno specialista cui portiamo tutta la documentazione in merito (come ad esempio l'elenco delle pubblicazioni sul glioblastoma multiforme di IOZK – Centro di Immunoterapia Oncologica di Colonia). IOZK fa immunoterapia oncologica e dispone di un vaccino sviluppato a partire dalle cellule dendritiche del paziente a cui viene insegnato come attaccare lo specifico tumore. Lo specialista approva il trattamento e dopo poche settimane l'azienda sanitaria di riferimento ci da il via libera.

Facciamo una prima visita a Colonia e ci fanno una bella impressione. Un medico che seguirà Emanuele stabilisce quasi subito con noi un rapporto di fiducia.

Considerato che il trattamento tradizionale prevede ora 6 cicli di una settimana di Temozolomide seguiti da 3 settimane di pausa e che non è previsto dal protocollo passare alle terapie sperimentali, se non viene decretato il fallimento delle terapie tradizionali, ci viene suggerito di affiancare la terapia tradizionale con cicli di 3 giorni di trattamento immunoterapico con virus oncolitici e ipertermia. Si passerà al vaccino solo al termine di queste terapie.

E' agosto e siamo in attesa della risonanza di controllo a 30 giorni dalla conclusione della protonterapia.

La risonanza conferma che la massa tumorale si è ridotta notevolmente e gli stessi medici della protonterapia ne sono entusiasti. Ci sono solo 3 piccoli spot da tenere sotto osservazione ma sembra siano all'interno della zona del trattamento in prossimità della lesione che era stata asportata nel corso dell'operazione chirurgica. A questo punto siamo tutti felici, ci godiamo la fine dell'estate con qualche uscita di pesca, qualche festa con gli amici e ci prepariamo ai prossimi cicli di trattamento. La nostra unica preoccupazione è trovare il modo di intensificare la riabilitazione per recuperare quante più funzionalità possibile.

La prossima risonanza di controllo è prevista a novembre ma IOZK ci chiede di anticiparla ad ottobre considerato che stiamo combattendo contro un glioblastoma.

Siamo a settembre, iniziamo i primi 2 cicli di terapia combinata e i primi viaggi a Colonia. Si va avanti. La fisioterapia e il resto delle terapie sembrano funzionare ed Emanuele che da Agosto faceva qualche passo con il tripode continua a migliorare la sua mobilità.

Emanuele è anche supportato dagli amici che continuano a venire a trovarlo. E' molto positivo e progetta il suo futuro: riesce anche a fare l'aiuto allenatore in una squadra di mini basket.

Arriviamo ad ottobre, al rientro dal terzo viaggio a Colonia, secondo ciclo di immunoterapia con virus oncolitici e ipertermia. Emanuele ha un po' di mal di testa ma ne aveva avuti altri negli ultimi mesi per cui non ci preoccupiamo.

Partiamo per Trento per andare a fare la risonanza di controllo.

C'è molta aspettativa visti i progressi di Emanuele ma purtroppo ci aspettava una pessima sorpresa. La lesione trattata con la protonterapia si era ulteriormente ridotta ma era in corso una emorragia cerebrale nell'area relativa alla lesione operata chirurgicamente. Emanuele non poteva muoversi dall'ospedale fino a che l'emorragia non si fosse ridotta e stabilizzata.

D'accordo con il medico dell'IOZK che segue Emanuele stabiliamo che molto probabilmente vi è una recidiva ed è questa ad avere provocato l'emorragia. La terapia tradizionale quindi non sembra funzionare. Non appena sarà possibile trasportare Emanuele a Colonia passeremo all'immunoterapia con il vaccino.

Emanuele è un pò demoralizzato anche perché gradualmente la sintomatologia si complica ed Emanuele incomincia a parlare a fatica.

Passano alcune settimane, Emanuele ritorna a casa e poi noleggiamo un camper per andare a Colonia. Emanuele, infatti, dopo l'emorragia cerebrale non può viaggiare in aereo. Partiamo con tante speranze e facciamo questo lungo viaggio da Ruda, in provincia di Udine, a Colonia. Raggiungiamo la destinazione dopo circa 15 ore. La preparazione del vaccino dal primo prelievo, allo sviluppo, all'iniezione dura circa 10 giorni. Emanuele sta abbastanza bene e ne approfittiamo per fare qualche gita nei dintorni di Colonia. Rientriamo in Italia.

Dobbiamo attendere 3 settimane prima di poter fare il secondo ciclo di vaccino con il quale solitamente si raggiungono i migliori risultati.

Il secondo viaggio è previsto per il giorno 11 dicembre. I sintomi di Emanuele intanto peggiorano. Emanuele ora non parla e non riesce a deglutire.

Un'ultima risonanza non mostra cenni apprezzabili di miglioramento. Emanuele presenta anche qualche difficoltà a respirare. Dobbiamo prepararci a viaggiare con l'ausilio di una bombola di ossigeno.

Partiamo per Colonia. Il tempo non è dei migliori e in Austria troviamo anche la neve. All'arrivo a Colonia una seconda brutta sorpresa. Il medico che segue Emanuele ci dice che il respiro di Emanuele non va bene e chiede di vedere le risonanze dalle quali risulta che è presente una piccola lesione nel tronco encefalico. Fare il vaccino metterebbe la vita di Emanuele a rischio. Ci consigliano di rientrare in Italia. Nel frattempo saranno testate tutte le possibili soluzioni e si cercherà di capire se potrebbero essere efficaci gli anticorpi monoclonali. Rientriamo in Italia e il respiro di Emanuele continua a peggiorare. Le ultime speranze sono riposte in queste analisi e negli anticorpi monoclonali. Per poterli applicare tuttavia uno dei valori di riferimento delle analisi del sangue di Emanuele deve superare una certa soglia.

Emanuele continua a peggiorare, ormai viene alimentato per via endovenosa.

I risultati delle analisi tardano ad arrivare. Emaunele se ne vola via il 15 dicembre. I risultati delle analisi arrivano il 17 dicembre. Il glioblastoma di Emauele è negativo a tutto. In pratica stava combattendo una battaglia contro un nemico invincibile.

Celebriamo il funerale di Emanuele il 18 dicembre 2018 a soli 8 mesi dall'operazione. La basilica di Aquileia è stracolma. Ci saranno diverse migliaia di persone. A Emanuele volevano bene tutti, i suoi amici, i suoi compagni di classe del liceo e dell'Università, i suoi compagni di squadra, i compagni di pesca, i paesani. Compaiono diversi articoli sui giornali locali.

Siamo tutti increduli anche perché abbiamo sperato in una guarigione fino all'ultimo. Forse ci eravamo illusi. Forse abbiamo fatto qualche errore nella terapia. Forse doveva finire così. Emanuele lascia un papà, una mamma, un fratello di 17 anni, Leonardo che adorava, i compagni di mamma e papà, il padrino e la madrina, parenti e tanti tanti amici.

Si moltiplicano i gesti di affetto.

A distanza di soli 7 mesi dalla sua partenza gli sono stati già dedicati un torneo di basket e una gara di pesca in memoria, la società di basket ha ritirato per sempre la maglia numero 5, la maglia del "Guerriero Pugliett" così come lo chiamavano.

Io sto ancora cercando di capire cosa sia successo e quale sia la bellezza collaterale che sta dietro a quello che è capitato a un bravo ragazzo di soli 20 anni. Il tempo forse me lo spiegherà. Spero solo che il lavoro che stiamo cercando di portare avanti attraverso questo sito possa rappresentare anche una piccola goccia e possa aiutarci a fare qualche piccolo passo verso la sconfitta di questo terribile tumore cerebrale.

In sintesi Emanuele aveva 20 anni quando gli è stato diagnosticato un GBM. La terapia utilizzata è consistita in operazione chirurgica, che tuttavia non è riuscita a rimuovere tutte le lesioni, seguita da protonterapia e chemioterapia con il Temodal seguita da immunoterapia con virus oncolitici e ipertermia, seguita ancora da immunoterapia con un primo ciclo di vaccino personalizzato sviluppato utilizzando le sue cellule dendritiche. Non siamo riusciti ad effettuare un secondo ciclo di vaccino per una recidiva che ha attaccato il tronco encefalico. Emanuele è volato via a dicembre 2018, a soli 20 anni dopo soli 8 mesi dal ricovero in ospedale e meno di un anno dai primi sintomi.

Questa quindi purtroppo non è una storia di un sopravvissuto ma di una persona coraggiosa che ha combattuto fino alla fine con determinazione e che, bellezza collaterale, mi ha dato la forza di tradurre in Italiano questa guida. Ho inserito questa storia alla fine di questa guida perché nonostante ci siano dei sopravvissuti, come avete visto dalle storie di sopravvissuti riportate alla fine di ogni capitolo, i gliomi di alto grado sono ancora considerate malattie rare e purtroppo malattie terminali. Dobbiamo tutti insieme, con il vostro aiuto sensibilizzare l'opinione pubblica perché si faccia ricerca e si sconfiggano una volta per tutte queste terribili malattie, perché nessuno debba più soffrire come Emanuele e i suoi cari. Di glioblastoma si stente parlare infatti solo quando ne viene colpita qualche persona famosa come Fabrizio Frizzi, Nadia Toffa, il Senatore degli Stati Uniti McCain, ma non dobbiamo dimenticare che uccide ogni anno circa 2000 persone in Italia e 10000 persone negli Stati Uniti, quasi come l'AIDS ma il tasso di mortalità è molto molto più elevato. Quindi lottiamo insieme e sosteniamo la ricerca contro i tumori cerebrali e sconfiggiamo insieme il Terminator!

Guida per le Nuove Diagnosi di Tumore Cerebrale

SE NON AVETE TEMPO DI LEGGERE QUESTO LIBRO, LEGGERE ALMENO LA CHECKLIST DELLA FONDAZIONE MUSELLA SU QUELLO CHE C'È BISOGNO DI SAPERE A PARTIRE DA PAGINA 21

Al Musella, DPM

La diagnosi di tumore al cervello è un evento che scuote la vita, aggravato dalla necessità di prendere decisioni immediate cruciali. Quali medici scegliere, dove essere curati, quali trattamenti sono disponibili, a quali studi clinici partecipare. Per prendere le decisioni più razionali per te o per una persona cara, devi essere informato il più presto possibile.

L'obiettivo della **Guida per le Nuove Diagnosi di Tumore Cerebrale** è quello di fornire una prima risorsa vitale con strumenti per organizzare e coinvolgere il team medico e gestire la complessa gamma di opzioni terapeutiche.

In questa guida sono presentate in una forma facilmente accessibile tutte le informazioni utili e di speranza accumulate negli ultimi due decenni dalla Fondazione Musella per la ricerca e l'informazione sui tumori cerebrali, un'organizzazione dedicata alla cura dei tumori cerebrali.

La **Guida per le Nuove Diagnosi di Tumore Cerebrale** è stata scritta con riferimento esplicito al sito Web virtualtrials.com della Fondazione Musella che dagli anni '90 funge da centro di smistamento per le informazioni relative agli studi clinici e ai trattamenti del tumore al cervello ospitando diversi gruppi di supporto online. La Musella Foundation assegna inoltre ai ricercatori borse di studio per lo studio dei trattamenti del tumore al cervello.

La Musella Foundation for Brain Tumor Research & Information, Inc.

1100 Peninsula Blvd, Hewlett, NY 11557

Numero verde: 888-295-4740 - Telefono diretto: 516-295-4740

www.virtualtrials.com

Traduzione italiana a cura di Roberto Pugliese di

www.glioblastomamultiforme.it

www.glioblastoma.it

www.ingramcontent.com/pod-product-compliance
Lightning Source LLC
Chambersburg PA
CBHW060507290526
45791CB00001B/306